AF824865

ERNÄHRUNG FÜR STARKE KNOCHEN GEGEN OSTEOPOROSE

Prof. Dr. med. Henning Kunter

Stiftung Warentest

INHALT

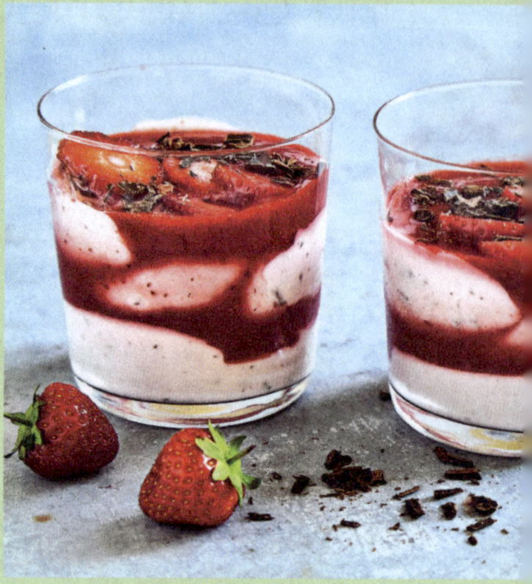

QUINOA-AUFLAUF MIT GORGONZOLA

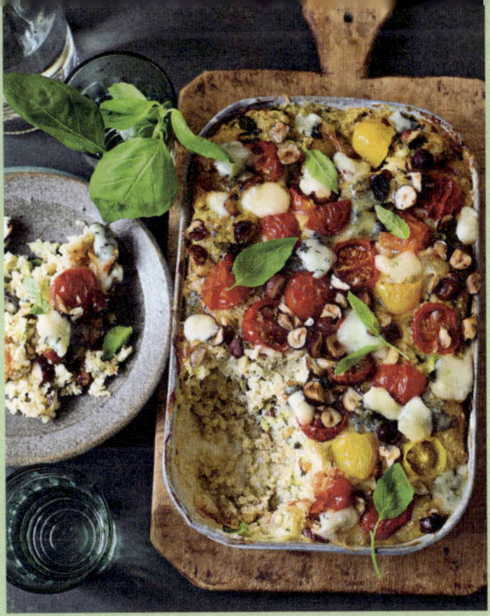

Kapitel 4

Rezepte

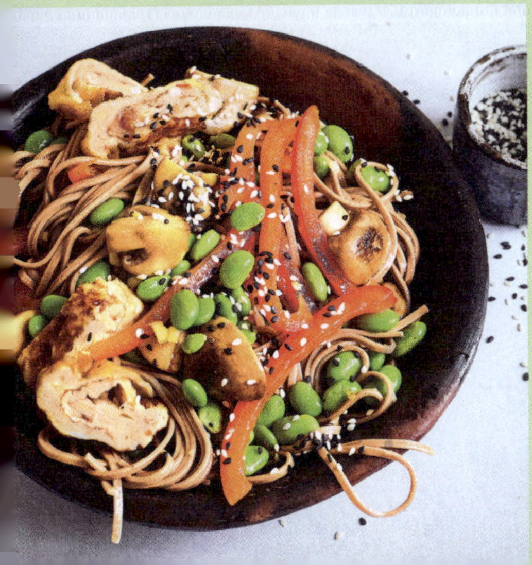

ASIA-NUDELSALAT MIT EDAMAME

Kapitel 1

WAS IHRE KNOCHEN JETZT BRAUCHEN

Unsere Knochen tragen uns durchs ganze Leben. Doch oft wissen wir ihre Kraft erst dann zu schätzen, wenn sie nachlässt. Erfahren Sie, was bei Osteoporose passiert und was Sie tun können, um dem Knochenschwund etwas entgegenzusetzen.

Anpassungsfähige Multitalente

Knochen sind ein Wunderwerk der Natur, sie sind stabil und beweglich in einem. Doch was bedeutet die Diagnose Osteoporose für Ihre Knochen?

Solange unsere Knochen stabil sind und gut funktionieren, schenken wir ihnen kaum Aufmerksamkeit. Stellt sich dann plötzlich heraus, dass die gewohnte Stabilität nachlässt, macht das erst mal unsicher. Vielleicht wurde das bei einer Untersuchung überraschend festgestellt. Oder aber, Sie wurden auf schmerzhafte Weise durch einen Bruch damit konfrontiert, dass Sie an Osteoporose erkrankt sind. Sie fragen sich vermutlich: Was bedeutet das? Wie kann ich damit umgehen? Welche Einschränkungen gehen damit einher und wie lässt sich der Verlauf aufhalten oder zumindest verzögern? Kann ich (weitere) Knochenbrüche verhindern? Es ist verständlich, dass Sie sich Sorgen machen, aber seien Sie beruhigt: Osteoporose, auch als Knochenschwund bekannt, ist zwar keine angenehme Diagnose, dennoch ist sie nicht das Ende aller Dinge. Die „Knochenkrankheit" ist tatsächlich nicht heilbar, aber Sie können sehr viel dafür tun, den Körper wieder zu Kraft und Stabilität zu führen. Dazu müssen Sie wissen: Jede Osteoporose zeigt sich anders. Möglicherweise hatten Sie bisher kaum Beschwerden, und das kann auch so bleiben. Oder aber Sie sind schwerer betroffen und können Ihren Alltag nur noch mit Einschränkungen führen. So oder so bekommen Sie mit diesem Buch viele Tipps und Informationen an die Hand, um Ihre Knochengesundheit zu fördern. Sie werden feststellen: Es kann so einfach sein, den Knochen auf die Sprünge zu helfen!

Falls Sie die Diagnose Osteoporose überrascht hat, ist das erst mal nichts Ungewöhnliches. Es gehört zum Wesen dieser Krankheit, dass sie „auf leisen Sohlen" daherkommt. Wir spüren nicht, dass wir an Knochenmasse verlieren. Zu Beginn treten selten Schmerzen auf. Doch spätestens bei einem Knochenbruch macht sich die Krankheit sehr schmerzhaft bemerkbar und wird dann (hoffentlich) diagnostiziert. Aber warum werden Knochen überhaupt brüchig, wie entsteht Osteoporose?

Bevor wir zur Antwort darauf kommen, lassen Sie uns zunächst auf die Struktur und den Aufbau der Knochen schauen, auf unser Skelett: Es gibt allerlei unterschiedliche Knochen in unserem Körper, und zwar Röhrenknochen, Plattknochen, kurze Knochen wie an unseren Händen und Füßen oder auch lufthaltige Knochen wie in unserem Kiefer. Die Kniescheibe gehört mit dem sogenannten Sesamknochen auch dazu. Die nötige Härte bekommt der Knochen von den Mineralstoffen Kalzium und Phosphor, vor allem Kalziumkristalle sorgen für Festigkeit. Bei Osteoporose, einer chronischen Erkrankung, gehen diese Festigkeit und die Dichte der Knochen immer mehr verloren. Dies führt dazu, dass die Knochen porös und brüchig werden, was wiederum das Risiko für Frakturen (Knochenbrüche), insbesondere an Hüfte, Wirbelsäule und Handgelenk, deutlich erhöht – denn an diesen Stellen ist das Knochengewebe ähnlich wie ein „Schwamm" aufgebaut.

SIE SIND NICHT ALLEIN. In Deutschland sind etwa sechs bis acht Millionen Menschen von Osteoporose betroffen – überwiegend Frauen nach der Menopause, aber auch ältere Männer und jüngere Personen mit bestimmten Risikofaktoren wie langfristiger Kortisonbehandlung oder Mangelernährung. Osteoporose gilt daher als Volkskrankheit und ist gut erforscht.

Ein empfindliches Gleichgewicht

Um zu verstehen, wie es zu Osteoporose kommt, muss man sich zunächst einmal klarmachen, dass Knochen lebendiges Gewebe sind. Genauer gesagt werden unsere Knochen ständig umgebaut von Osteoblasten (knochenaufbauende Zellen) und Osteoklasten (knochenabbauende Zellen). Osteoblasten bilden neue Knochenmasse, indem sie Mineralien wie Kalzium einlagern, während Osteoklasten altes Knochengewebe abbauen. Der Prozess des Auf- und Abbaus ist permanent aktiv und sorgt dafür, dass Ihre Knochen ein Leben lang anpassungsfähig sind. Bei Osteoporose geraten Auf- und Abbau aus dem Gleichgewicht: Die Aktivität der Osteoklasten nimmt überhand, oft durch hormonelle Veränderungen oder Nährstoffmangel, was die Knochendichte reduziert.

Unsere Knochen sind also lebendig und immer im Wandel. Da ist es leicht nachvollziehbar, dass die Art, wie wir leben, unsere Knochen stark beeinflusst. Ernähren wir uns gesund oder eher nicht, bewegen wir uns gerne oder liegen wir lieber auf dem Sofa herum … alles wirkt sich auf die Knochengesundheit aus. Genau diese Tatsache gibt Ihnen aber auch die Chance, mit der Diagnose Osteoporose nicht zu verzweifeln, sondern aktiv zu werden. Sie können viel für den Aufbau und gegen den Abbau tun! Mit gezielten Maßnahmen können Sie Ihre Knochengesundheit aktiv unterstützen und das Fortschreiten der Erkrankung verlangsamen. In diesem Buch konzentrieren wir uns vor allem darauf, wie Sie sich mit der Diagnose Osteoporose am besten ernähren. Sie erhalten aber auch noch weitere Tipps, erfahren also, was Sie sonst tun können, um Ihre Kräfte zurückzuerlangen. Denn die Gesundheit Ihrer Knochen hängt von einem Zusammenspiel aus Ernährung, Bewegung und – gegebenenfalls – medizinischer Unterstützung ab.

Die drei Grundpfeiler der Knochengesundheit

Eine ausgewogene Ernährung, regelmäßige Bewegung und bei Bedarf medikamentöse Unterstützung sind entscheidend, wenn Sie Ihre Knochengesundheit fördern wollen.

Um Ihre Knochen stark und gesund zu erhalten, kommt es auf eine ausgewogene Zusammenstellung der Maßnahmen an. Wir zeigen Ihnen, wie Sie Ernährung, Bewegung und eventuelle Medikation im Alltag kombinieren können, um Osteoporose effektiv vorzubeugen oder zu managen. Dabei liegt der Fokus auf praktischen, leicht umsetzbaren Tipps, die Sie individuell an Ihre Bedürfnisse anpassen können, idealerweise in Absprache mit Ihrer Ärztin oder Ihrem Arzt. Sorgen Sie für die richtige Balance, damit auch Ihre Knochen langfristig stabil bleiben.

Check: Wie fit sind Ihre Knochen?

Testen Sie mit diesem kurzen Fragebogen, wie gut Sie Ihre Knochengesundheit bereits fördern und wo Sie noch aktiv werden können. Beantworten Sie die folgenden Fragen ehrlich, indem Sie jeweils A, B oder C auswählen.

1 WIE OFT NEHMEN SIE KALZIUMREICHE LEBENSMITTEL WIE MILCHPRODUKTE, GRÜNES GEMÜSE ODER NÜSSE ZU SICH?

A. Täglich in mehreren Mahlzeiten

B. Einige Male pro Woche

C. Selten oder gar nicht

2 WIE VIEL ZEIT VERBRINGEN SIE REGELMÄSSIG AN DER FRISCHEN LUFT, UM VITAMIN D DURCH SONNENLICHT ZU FÖRDERN?

A. Täglich 15–30 Minuten

B. Gelegentlich, ein paar Mal pro Woche

C. Kaum, ich bin selten draußen

3 KONSUMIEREN SIE REGELMÄSSIG ALKOHOL?

A. Ich trinke höchstens 1–2 alkoholische Getränke pro Monat

B. Ich trinke 1–2 alkoholische Getränke pro Woche

C. Ich trinke 2 oder mehr alkoholische Getränke pro Tag

4 HABEN SIE RISIKOFAKTOREN FÜR OSTEOPOROSE, BEISPIELSWEISE FRÜHE MENOPAUSE ODER VITAMIN-D-MANGEL ?

A. Nein

B. Ja, 1–2 Risikofaktoren

C. Ja, beide aufgezählten und mehr

5 WIE AKTIV SIND SIE KÖRPERLICH?

A. Mindestens 150 Minuten pro Woche

B. Ab und zu, etwa 1–2 Stunden pro Woche

C. Ich bewege mich kaum oder gar nicht

6 LASSEN SIE IHRE KNOCHENGESUNDHEIT REGELMÄSSIG ÄRZTLICH ÜBERPRÜFEN, BEISPIELSWEISE DURCH EINE KNOCHENDICHTEMESSUNG ?

A. Ja, alle 1–2 Jahre

B. Gelegentlich, aber nicht regelmäßig

C. Nein, ich habe das noch nie gemacht

7 NAHMEN ODER NEHMEN SIE LÄNGER ALS 3 MONATE STEROIDE (KORTISON ETC.)?

A. Nein

B. Ja, bis zu 3 Monate

C. Ja, länger als 3 Monate

8 RAUCHEN SIE?

A. Ich rauche nicht

B. Ich rauche gelegentlich

C. Ich rauche regelmäßig

9 HATTEN SIE NACH IHREM 50. LEBENSJAHR EINEN KNOCHENBRUCH?

A. Nein

B. Ja, 1–2 Knochenbrüche

C. Ja, mehr als 2 Knochenbrüche

10 LASSEN SIE IHREN VITAMIN-D-WERT REGELMÄSSIG TESTEN?

A. Ja, regelmäßig

B. Gelegentlich, aber nicht regelmäßig

C. Nein

Auswertung

Zählen Sie Ihre Punkte:
Antwort A: 1 Punkte
Antwort B: 2 Punkte
Antwort C: 3 Punkt

Addieren Sie die Punkte für alle zehn Fragen, um Ihre Gesamtpunktzahl (10–30 Punkte) zu ermitteln.

Beurteilung

10–18 Punkte:
Ihre Knochen sind gut unterwegs.
Sie kümmern sich bereits gut um Ihre Knochengesundheit durch eine ausgewogene Ernährung, Bewegung und einen gesunden Lebensstil. Bleiben Sie dran und lassen Sie Ihre Knochendichte regelmäßig überprüfen, besonders wenn Risikofaktoren vorliegen.

19–26 Punkte:
Es gibt Potenzial nach oben.
Sie machen schon einiges richtig, aber es gibt Bereiche, in denen Sie Ihre Knochen noch besser unterstützen können. Achten Sie auf mehr kalziumreiche Lebensmittel, regelmäßige Bewegung oder weniger Alkohol und Nikotin.

27–30 Punkte:
Zeit, aktiv zu werden.
Ihre Knochen brauchen mehr Aufmerksamkeit, um Osteoporose vorzubeugen oder zu managen. Beginnen Sie mit kleinen Schritten, wie einem täglichen Spaziergang, kalziumreichen Mahlzeiten aus unserem Rezeptteil oder einem klärenden Arztbesuch, um Ihren Vitamin-D-Spiegel oder Ihre Knochendichte zu überprüfen. Dieser Ratgeber gibt Ihnen praktische Tipps, um loszulegen!

Knochenstarke Ernährung

Die Ernährung spielt bei Osteoporose eine herausragende Rolle, denn sie bildet den Grundstein für starke Knochen. Sie ist essenziell, um die Knochen mit den notwendigen Nährstoffen zu versorgen. Wie Sie bereits erfahren haben, finden in unserem Skelett permanent Auf-, Ab- und Umbauprozesse statt, für die wir bestimmte Nährstoffe unbedingt benötigen. Ganz vorne mit dabei sind Kalzium, Vitamin D, Magnesium, Vitamin K2, aber auch eine ausreichende Menge an Proteinen, da sie direkt oder indirekt die Knochenbildung und -erhaltung unterstützen. Eine ausgewogene Ernährung liefert all diese Bausteine, die Ihr Skelett für seinen ständigen Umbau- und Reparaturprozess benötigt. Einige sogenannte kritische Nährstoffe können bei Osteoporose mithilfe von Supplementen (Nahrungsergänzungsmitteln) ergänzt werden. Im Folgenden werfen wir einen kurzen Blick auf die wichtigsten Baustoffe, auf die wir im weiteren Verlauf des Buches noch genauer eingehen. Ganz vorn dabei, wenn es um unsere Knochen geht, ist der Mineralstoff Kalzium. Kalzium ist der Hauptbestandteil der Knochen und sorgt für ihre Festigkeit. Sie finden Kalzium in Lebensmitteln wie Milchprodukten, grünem Gemüse, Nüssen und bestimmten Mineralwässern.

UNSER KALZIUMSPEICHER: Kalzium ist nicht nur wichtig für die Knochen, es wird dort auch eingelagert. Fast das ganze Kalzium in unserem Körper (99 Prozent) ist in unseren Knochen und Zähnen gespeichert. Wenn wir nicht ausreichend Kalzium über die Nahrung aufnehmen, greift unser Körper auf diesen Speicher zurück.

Dass Kalzium „gut für die Knochen" ist, haben die meisten von uns schon mal gehört. Weniger bekannt ist die ebenso entscheidende Rolle von Vitamin D. Von Vitamin D weiß man schon lange, dass es im Kindesalter unverzichtbar ist, um den Aufbau der Knochenmasse zu unterstützen. Es gewährleistet aber, weit darüber hinaus, über die gesamte Lebensspanne die Aufnahme von Kalzium im Darm und ist essenziell für dessen Einbau in die Knochen. Die mit Abstand wichtigste Vitamin-D-Quelle ist Sonnenlicht, genauer gesagt wird es mithilfe von Sonnenlicht in unserer Haut gebildet. Es gibt jedoch auch Vitamin D in der Nahrung, vor allem in fettreichem Fisch und angereicherten Lebensmitteln. Da der Gehalt in Lebensmitteln aber relativ niedrig ist und ausreichend Sonnenlicht, insbesondere in eher nördlich gelegenen Gebieten, nicht immer und nicht für jeden verfügbar ist, kann auch eine Supplementierung von Vitamin D als Nahrungsergänzungsmittel notwendig sein, vor allem im sonnenärmeren Zeitraum zwischen Oktober und April.

Magnesium, Vitamin K und Protein unterstützen die Knochenstruktur und stärken die Muskeln, die wiederum Ihre Knochen stützen und somit auch schützen. Ausreichend Protein ist essenziell für die Knochengesundheit, da es die Struktur der Knochenmatrix unterstützt und die Kalziumaufnahme sowie die Aktivität von Osteoblasten fördert. Ein Mangel kann die Knochendichte verringern. In diesem Buch werden Sie erfahren, wie Sie Ihren Speiseplan bei Osteoporose optimieren können, welche Lebensmittel besonders geeignet sind und worauf Sie achten sollten, wenn Sie an Laktoseintoleranz (Unverträglichkeit von Milchzucker) leiden oder wenn Sie eine vegetarische oder vegane Ernährungsweise bevorzugen.

In Bewegung bleiben

Bewegung und Ernährung hängen eng miteinander zusammen und haben gemeinsam, dass es sich um Faktoren handelt, die Sie selbst maßgeblich beeinflussen können. Ganz entscheidend ist in Bezug auf Bewegung: Sie sollte unbedingt Spaß machen! Im dritten Kapitel erfahren Sie mehr darüber, wie Sie mit Osteoporose fit bleiben. Bestimmt lässt sich unter unseren Vorschlägen etwas finden, was Sie sich vorstellen können, regelmäßig umzusetzen. Denn Bewegung ist ein zentraler Baustein für starke Knochen, da sie die Knochendichte fördert und das Sturzrisiko senkt. Doch wie finden Sie die richtige Dosis und Art der Bewegung, die zu Ihrem Alltag, Ihrer Gesundheit und Ihrem Fitness-Level passt? Der Schlüssel ist, Aktivität so einzubauen, dass sie Ihnen Freude bereitet und langfristig machbar ist. Vor allem Bewegungsformen, die Ihre Knochen belasten, wie Gehen, Tanzen oder leichte Kräftigungsübungen, sind besonders effektiv, da sie die Knochenbildung anregen. In diesem Zusammenhang ist das Wort „belasten" also nicht negativ gemeint. Unsere Knochen brauchen ständige Belastungen als Reiz. Nur so erkennt unser Körper immer wieder: „Hey, diese Knochen werden Tag für Tag ausgiebig benutzt und dürfen nicht abgebaut werden." Wenn man fast nur sitzt oder liegt, „denkt" der Körper, die Knochenstabilität sei nicht (mehr) so wichtig, und widmet sich eher anderen Aufgaben.

Neben Bewegungsarten wie Gehen, Walken, Nordic Walking oder Tanzen, die auf gesunde Art Ihre Knochen belasten, ist es auch wichtig, Bewegungsformen zu integrieren, die etwas für Ihr Gleichgewicht tun. Gleichgewichtsübungen stärken Ihre Koordination und schützen auf diese Weise vor Stürzen, die bei Osteoporose gefährlich sein können, denn wie Sie bereits wissen, besteht ein gesteigertes Risiko für Knochenbrüche. Dazu kann es selbst bei „kleineren" Un- oder Umfällen kommen, über die Sie noch vor ein paar Jahren vielleicht gar nicht nachgedacht hätten. Um gefürchtete Stürze so gut wie möglich zu vermeiden, können Sie auch vorbeugend tätig werden, indem Sie Ihre Wohnumgebung sicher gestalten und im Alltag einige Verhaltenstipps beherzigen. Unsere Sonderseite (siehe Seite 63) verrät Ihnen, wie das konkret funktioniert.

Wichtig ist in jedem Fall, Ernährung und Bewegung im Alltag zu verknüpfen. Eine proteinreiche Ernährung unterstützt den Muskelaufbau, der wiederum Ihre Knochen schützt. Zum Beispiel könnten Sie nach einem proteinreichen Mittagessen (mit Geflügel oder Hülsenfrüchten) einen Spaziergang machen, um Ernährung und Bewegung zu kombinieren. Praktisch bedeutet das: Planen Sie in Ihren Alltag feste Zeiten für Bewegung ein, beispielsweise einen 15-minütigen Spaziergang nach dem Mittagessen oder einfache Dehnübungen am Morgen. Nutzen Sie alltägliche Gelegenheiten wie Treppensteigen oder Gartenarbeit, um aktiv zu bleiben. Diese kleinen Aktivitäten summieren sich und stärken Ihre Knochen, ohne dass Sie Ihren Tagesablauf völlig umkrempeln müssen. In Kapitel 3 erfahren Sie mehr darüber, welche Bewegungsarten besonders knochenfreundlich sind und wie Sie sicher aktiv bleiben können.

Medizinische Unterstützung

Wenn Sie bereits an Osteoporose leiden oder ein erhöhtes Risiko haben – etwa durch familiäre Vorbelastung, frühe Menopause oder durch bestimmte Medikamente wie Corticosteroide (Kortison, Prednisolon und ähnliche Wirkstoffe) –, ist eine enge Zusammenarbeit mit Ihrer Ärztin oder Ihrem Arzt wichtig. Regelmäßige Kontrollen helfen, den Zustand Ihrer Knochen im Blick zu behalten und rechtzeitig Maßnahmen zu ergreifen, die über Veränderungen des Lebensstils hinausgehen. Eine Knochendichtemessung (DXA) kann zeigen, wie stabil Ihre Knochen sind, und gegebenenfalls kommen für Sie bestimmte Medikamente infrage, die den Knochenabbau verlangsamen. Auch die Supplementierung von Nährstoffen wie Kalzium oder Vitamin D muss ärztlich abgeklärt werden, um eine Über-, aber auch eine eventuelle Unterdosierung zu vermeiden. Denn der Bedarf an bestimmten Nährstoffen muss individuell beurteilt werden und kann bei vielen Erkrankungen, so auch bei der Osteoporose, von dem gesunder Menschen abweichen. Lassen Sie Ihren Vitamin-D-Spiegel durch eine Blutuntersuchung überprüfen, besonders wenn Sie über 50 sind oder Risikofaktoren haben. Eine ausführliche Betrachtung zum Thema Vitamin D finden Sie im nachfolgenden Kapitel ab Seite 32, denn zu diesem Vitamin, das auch als lebenswichtiges Hormon betrachtet werden kann, gibt es noch eine ganze Menge zu sagen.

Nutzen Sie therapeutische Möglichkeiten

Sie können selbst einiges für Ihre Knochen tun, aber auch die Medizin bietet Hilfe. Ihr Ziel sollte ein individuell angepasstes Therapiekonzept sein.

Für viele Menschen mit Osteoporose oder erhöhtem Risiko, an Osteoporose zu erkranken, ist medizinische Unterstützung ein wichtiger Baustein, um die Knochengesundheit zu fördern. Eine gezielte Medikation kann den Knochenabbau verlangsamen oder die Knochenbildung fördern, insbesondere in Fällen, wenn Ernährung und Bewegung allein nicht ausreichen. Häufig eingesetzte Medikamente wie Bisphosphonate oder Denosumab werden individuell dosiert, abhängig von Ihrem Gesundheitszustand und Risikoprofil. Seite 15 bietet Ihnen eine Übersicht über gängige Wirkstoffe, ihre Wirkung und ihre möglichen Nebenwirkungen.

Um herauszufinden, ob eine Behandlung mit Medikamenten für Sie infrage kommt, kann eine Knochendichtemessung (DXA) durchgeführt werden. Sie gibt Aufschluss über den Zustand Ihrer Knochen und darüber, ob eine Behandlung notwendig ist. Besonders wichtig ist dies, wenn Sie Risikofaktoren wie familiäre Vorbelastung, frühe Menopause oder langfristige Kortisonbehandlung haben. Die Knochendichte steht für die Menge an Mineralien (vor allem Kalzium) pro Volumeneinheit im Knochen und ist ein Maß für die Festigkeit und Stabilität des Skeletts. Ob Sie Medikamente einnehmen, sollten Sie immer gemeinsam mit Ihrer Ärztin oder Ihrem Arzt entscheiden. Da es hier mehrere Möglichkeiten gibt, sollten Sie im Dialog bleiben, um eine für Sie passende und gut verträgliche Lösung zu finden. Dies kann auch schon mal bedeuten, dass mehrere Wirkstoffe ausprobiert werden müssen und Sie etwas Geduld brauchen. Aber die fachärztliche Begleitung mit entsprechenden Medikamenten allein ist eben nur ein Baustein zur Förderung Ihrer Knochengesundheit. Denn die Medikamente wirken nur dann optimal, wenn sie mit einer knochenfreundlichen Ernährung und regelmäßiger Bewegung kombiniert werden.

REGELMÄSSIGE KONTROLLEN: Lassen Sie regelmäßig Ihre Werte überprüfen, damit Sie nicht zu viel oder zu wenig von dem entsprechenden Medikament einnehmen. Regelmäßige Kontrollen sind wichtig, um den Erfolg der Therapie zu überprüfen und Anpassungen vorzunehmen. Ihre Ärztin oder Ihr Arzt wird Ihnen den Rhythmus der Kontrolle vorgeben.

Die Rolle der Hormone

Möglicherweise haben Sie schon davon gehört, dass auch der Status unserer Geschlechtshormone eine Rolle spielt. Östrogen hält die Knochen stark, indem es den Abbau hemmt. Bei Frauen sinkt der Spiegel nach der Menopause, was das Osteoporoserisiko ansteigen lässt. Bioidentisches Estradiol (Östrogen-Präparate, die chemisch mit dem körpereigenen Östrogen identisch sind), meist kombiniert mit Progesteron in der Hormonersatztherapie (HRT), kann diesem Effekt entgegenwirken. Diese Medikamente sind verschreibungspflichtig. Im ersten Moment klingt es logisch, auf diese Medikamente zurückzugreifen. Allerdings ist die Hormonersatztherapie seit Längerem umstritten. Ob eine HRT für Sie sinnvoll ist, sollten Sie daher mit Ihrem Gynäkologen abwägen. Zur Behandlung einer Osteoporose

Die wichtigsten Medikamente im Überblick

Medikamentengruppe	Wirkung	Mögliche Nebenwirkungen	Wichtige Hinweise
Bisphosphonate (beispielsweise Alendronat, Risedronat, Zoledronsäure)	Verlangsamen den Knochenabbau, indem sie knochenabbauende Zellen hemmen; reduzieren das Frakturrisiko an Wirbelsäule und Hüfte	Magen-Darm-Beschwerden (z. B. Sodbrennen, Übelkeit), Knochenschmerzen, selten Kiefernekrose	Nüchtern mit Wasser einnehmen, mindestens 30 Minuten aufrecht bleiben; regelmäßige zahnärztliche Kontrollen; nicht bei schwerer Niereninsuffizienz
Bisphosphonate, intravenös (beispielsweise Zoledronsäure, Ibandronat)	s. o.	Grippeähnliche Symptome (Fieber, Muskelschmerzen), selten Hypokalzämie, Kiefernekrose oder Infusionsreaktionen	Jährlich (Zoledronsäure) oder alle 3 Monate (Ibandronat) als Infusion; Kalzium- und Vitamin-D-Spiegel prüfen; nicht bei schwerer Niereninsuffizienz
Denosumab	Hemmt knochenabbauende Zellen; reduziert Frakturen an Wirbelsäule, Hüfte und anderen Knochen	Hautinfektionen, Rückenschmerzen, selten niedriger Kalziumspiegel	Alle 6 Monate als Spritze; Kalzium- und Vitamin-D-Spiegel vorher prüfen; nach Absetzen Frakturrisiko beachten
Teriparatid	Fördert Knochenbildung durch Stimulierung der knochenaufbauenden Zellen; wirksam bei hohem Frakturrisiko	Übelkeit, Schwindel, Beinschmerzen, selten erhöhter Kalziumspiegel	Tägliche Injektion für maximal 2 Jahre; nicht bei Knochenerkrankungen wie Krebs geeignet
Romosozumab	Fördert den Knochenaufbau und hemmt den Abbau; reduziert Frakturrisiko bei postmenopausalen Frauen mit hohem Risiko	Hautreaktionen, Gelenkschmerzen, selten kardiovaskuläre Ereignisse (z. B. Schlaganfall)	Monatliche Subkutaninjektion für 12 Monate; nicht bei Herz-Kreislauf-Risiken; ärztliche Überwachung empfohlen
Selektive Östrogenrezeptor-Modulatoren (SERM)	Ahmen die knochenschützende Wirkung von Östrogen nach; reduzieren Wirbel-Frakturen bei postmenopausalen Frauen	Hitzewallungen, Beinkrämpfe, erhöhtes Thromboserisiko	Nicht bei Vorgeschichte von Blutgerinnseln; kann Brustkrebsrisiko senken
Kalzium- und Vitamin-D-Präparate als Medikamente	Unterstützen die Knochenmineralisierung; wichtig bei Mangelzuständen	Verstopfung, selten Nierensteine bei Über'dosierung	Nur nach ärztlicher Rücksprache einnehmen; regelmäßige Bluttests empfohlen.

Anmerkung: Kalzium- und Vitamin-D-Präparate können ärztlich verordnet werden. Dieselben Grundsubstanzen sind im Handel auch als Nahrungsergänzungsmittel erhältlich – Unterschiede in Dosierung, Qualität, Darreichungsform und Preisen sind möglich.

werden Ihnen diese Medikamente in der Regel nur empfohlen, wenn Sie auf andere Osteoporose-Medikamente nicht ansprechen oder Sie diese nicht vertragen. Falls das bei Ihnen der Fall ist, müssen die orthopädische und die gynäkologische Betreuung miteinander abgestimmt werden, da die Hormonersatztherapie ins Feld der Frauenheilkunde fällt. Sogenannte Phytoöstrogene aus Soja sind eine Alternative, die Frauen ebenfalls in ihrer Hormonbalance unterstützen kann, aber auch hier gilt, dass Sie diese keinesfalls ohne ärztliche Absprache einnehmen sollten.

WAS IST MIT MÄNNERN? Bei Männern stärkt das Hormon Testosteron die Knochen, da es zum Teil in Östrogen umgewandelt wird. Die Produktion des Testosterons lässt im Alter nach. Auch chronischer Stress, Erkrankungen und langfristige Einnahme von Kortison können hier eine Rolle spielen; bei nachweislichem Mangel hilft Männern eventuell eine Testosterontherapie.

Alle Medikamente im Blick

Am besten sorgen Sie selbst dafür, dass beide fachärztliche Seiten darum wissen, was Sie einnehmen. Das gilt nicht nur im speziellen Fall einer Hormonersatztherapie, sondern immer dann, wenn Sie bei mehreren Ärzten in Behandlung sind und verschiedene Medikamente einnehmen. Inzwischen hat sich glücklicherweise im medizinischen Alltag durchgesetzt, dass jeder Patient einen Medikationsplan erhält, auf dem alles gelistet ist, was eingenommen wird. Sie helfen Ihren Ärzten, mit Ihnen gemeinsam sinnvolle Entscheidungen zu treffen, wenn Sie darauf achten, dass dieser Plan immer komplett und aktuell ist, und ihn bei jedem Arztbesuch mitbringen. Eine einmal verordnete Medikation sollte immer wieder angeschaut und bedarfsweise modifiziert werden. Besonders, wenn weitere Medikamente hinzukommen, können auch unerwünschte Wechselwirkungen auftreten, die Anpassungen erfordern. Scheuen Sie sich nicht, Ihre Bedürfnisse oder eventuelle Probleme mit der Einnahme offen zu äußern – es gibt fast immer mehrere Möglichkeiten, wie die medikamentöse Therapie gestaltet werden kann.

Praktische Tipps für jeden Tag

Gesunde Knochen brauchen mehr als nur Medikamente: Die richtige Kombination aus kalziumreicher Ernährung, regelmäßiger Bewegung und einem knochenfreundlichen Lebensstil macht den Unterschied.

KOMBINIEREN SIE ERNÄHRUNG UND BEWEGUNG.

Nutzen Sie unsere knochenfreundlichen Rezepte ab Seite 65 und gehen Sie nach dem Frühstück oder Mittagessen spazieren, um einen Bewegungsreiz zu setzen und gleichzeitig die Vitamin-D-Produktion anzuregen – dies unterstützt sowohl Ihre Knochen als auch Ihre Muskeln.

PLANEN SIE ARZTBESUCHE LANGFRISTIG.

Vereinbaren Sie regelmäßige Termine, um Ihre Knochendichte und Ihren Vitamin-D-Spiegel zu überprüfen. Besprechen Sie, ob Medikamente oder Nahrungsergänzungsmittel für Sie sinnvoll sind.

MINIMIEREN SIE DAS STURZRISIKO.

Entfernen Sie Stolperfallen wie lose Teppiche, sorgen Sie für gute Beleuchtung und tragen Sie gute, rutschfeste Schuhe. Einfache Gleichgewichtsübungen, beispielsweise auf einem Bein stehen, können Ihre Sicherheit erhöhen.

PASSEN SIE IHREN LEBENSSTIL AN.

Reduzieren Sie Rauchen und Alkohol, da beide die Knochengesundheit beeinträchtigen. Streben Sie ein gesundes Körpergewicht an, um Ihre Knochen und Gelenke zu entlasten.

REDUZIEREN SIE DEN ALLTAGSSTRESS.

Da chronischer Stress und Schlafmangel Ihre Knochen schwächen können – ein hohes Level an Stresshormonen wie Cortisol (hier: als körpereigenes Hormon) befeuert den Knochenabbau –, sorgen Sie für ausreichend Schlaf, beispielsweise durch Entspannungsübungen. Planen Sie feste Ruhezeiten für sich ein und versuchen Sie, Stress im Alltag zu reduzieren.

AUCH KLEINSTE SCHRITTE ZÄHLEN.

Beginnen Sie mit einer kleinen Veränderung, beispielsweise einem täglichen Spaziergang oder einem kalziumreichen Frühstück, und bauen Sie darauf auf.

VERZAGEN SIE NICHT.

Sollten Sie doch mal einen Tag mit ungesunder Ernährung und viel Sofazeit haben, lassen Sie sich nicht entmutigen. Der nächste Tag wird wieder besser! Dranbleiben ist wichtiger als Perfektion.

Ein knochenfreundlicher Alltag

Wie Sie schon erfahren haben, spielen Ihre Ernährung und Bewegung eine wichtige Rolle für Ihre Knochengesundheit. Aber auch andere Faktoren kommen hinzu, die sich unter dem Begriff Lebensstil zusammenfassen lassen. Schon ein kurzer Aufenthalt im Freien tagsüber fördert die körpereigene Vitamin-D-Produktion, die für die Kalziumaufnahme essenziell ist. Eher negativ wirkt sich der Konsum von bestimmten Genussmitteln auf unsere Knochen aus. Rauchen und übermäßiger Alkoholkonsum können sie schwächen und das Frakturrisiko erhöhen. Ein Rauchstopp und ein maßvoller Umgang mit Alkohol sind daher knochenfreundliche Entscheidungen. Übergewicht stellt nicht nur für die allgemeine Gesundheit, sondern auch für das Skelett eine enorme Belastung dar. Ein gesundes Körpergewicht unterstützt Ihre Knochen und Gelenke und reduziert somit das Sturzrisiko. Doch bei Osteoporose kann häufig auch eher ein Zuwenig an Gewicht ein Problem sein: Untergewicht kann die Knochengesundheit beeinträchtigen, besonders bei Untergewicht fehlt es oft an Muskulatur, die das Skelett schützt und stabilisiert. Das Ziel sollte also sein, dass Ihr Gewicht im Normalbereich liegt – wo wir wieder beim Thema Ernährung wären, die auch hierzu der Schlüssel ist.

Ausgewogene Ernährung ist bei Osteoporose Trumpf. Also gilt es, den Speiseplan ganz gezielt zu optimieren. Doch wie setzen Sie dieses Wissen in die Praxis um, ohne sich im Alltag zu überfordern? Die Kunst besteht aus einer geschickten Kombination von Lebensmitteln, sodass Ihre Ernährung jederzeit alle wichtigen Bausteine für Skelett und Muskulatur enthält, mit Ihren Lebensgewohnheiten harmoniert und zu Ihrem Alltag passt. Um dies zu erreichen, können Sie auf bestimmte Lebensmittel setzen, die gute Lieferanten für die „knochenstarken" Nährstoffe sind, und Mengen so kalkulieren, dass Sie in etwa die Zufuhrempfehlungen erreichen, die für die Knochengesundheit als optimal gelten. Unsere Rezepte bieten beispielhaft Kombinationen von Lebensmitteln, die bereits passend auf Osteoporose zugeschnitten sind. Neben genaueren Erklärungen im nachfolgenden Kapitel hilft Ihnen gerade beim Kalzium unsere Tabelle auf Seite 27 dabei, einzuschätzen, wie Sie „auf Ihre Kosten" kommen, eventuell auch ohne Milchprodukte, falls Sie auf diese verzichten möchten oder müssen.

Kapitel 2

ERNÄHRUNG FÜR MEHR STABILITÄT

Stellen Sie sich Ihre Knochen als ein lebendiges Bauwerk vor: Ohne die richtigen Baustoffe wird die Basis wackelig. Sorgen Sie für Stabilität, indem Sie Ihre Ernährung gezielt anpassen.

Die Makronährstoffe in Ihrem Baukasten

Ernährung ist der Baukasten, um Ihre Knochen mit allem zu versorgen, was sie für die ständigen Umbauarbeiten benötigen.

Sie wissen bereits: Kalzium, Vitamin D, Magnesium, Vitamin K2 sowie Protein sind die Stars der Knochengesundheit. Doch wie bekommen Sie diese und weitere essenzielle Nährstoffe in Ihren Alltag? Ihre Mahlzeiten sollten so geplant sein, dass sie verschiedene Lebensmittelgruppen enthalten, zum Beispiel ein Frühstück mit Joghurt und Obst, ein Mittagessen mit Ei und grünem Gemüse und ein Abendessen mit fettreichem Fisch und Salat. Nehmen Sie Ernährungsgewohnheiten in den Blick, die Ihre Knochen belasten könnten, und schränken Sie diese dann gezielt ein. Übermäßiger Koffein- oder Salzkonsum kann beispielsweise die Kalziumaufnahme beeinträchtigen, während ein moderater Konsum im Rahmen einer ausgewogenen Ernährung kein Problem darstellt.

Eine Ernährung, wie sie traditionell rund ums Mittelmeer praktiziert wird, ist eine gute Blaupause für eine ausgewogene Ernährungsweise, da sie – in ihrer modernen Form – reich an Gemüse, Obst, Vollkornprodukten, gesunden Fetten (beispielsweise Olivenöl) und mageren Proteinquellen ist. Sie liefert Ihnen eine ordentliche Portion Kalzium (durch bestimmte Gemüse und Käse), etwas Vitamin D (durch fettreichen Fisch) und Magnesium (durch Nüsse). Letztlich kommt es allerdings mehr auf eine clevere Lebensmittelauswahl und -kombination an als auf die Herkunft von Rezepten.

Ohne Eiweiß geht es nicht

Was genau brauchen nun unsere Knochen? Beginnen wir mit den Makronährstoffen, das sind diejenigen, die uns Energie liefern: Protein, Fett, Kohlenhydrate. Der Baustoff Protein macht den Anfang. Eine gute Versorgung mit Protein, auch Eiweiß genannt, spielt für Sie eine zentrale Rolle, da es die Knochenmatrix stärkt und die Muskeln unterstützt, die wiederum Ihre Knochen schützen. Übrigens ist Protein auch unmittelbar in den Knochen selbst enthalten. Das sogenannte Kollagen macht etwa 90 Prozent der organischen Knochenmatrix aus und bildet ein elastisches Gerüst, in das Kalzium und andere Mineralien eingelagert werden. Dies verleiht den Knochen Flexibilität, während die Mineralien für Härte sorgen, wodurch Brüche bestenfalls verhindert werden. Kollagenfasern sorgen für die Zug festigkeit, ähnlich wie Stahl in Beton, und unterstützen die Knochenregeneration.

MAKRO- UND MIKRONÄHRSTOFFE – WAS IST WAS?
Zu den Makronährstoffen zählen Proteine, Fette und Kohlenhydrate. Wir brauchen alle drei in einer ausgewogenen Menge, um angemessen versorgt zu sein. Zu den Mikronährstoffen zählen die vielen kleinen Helferlein wie Vitamine, Mineralstoffe und Spurenelemente, die für den reibungslosen Ablauf aller Stoffwechselprozesse sorgen.

Erwachsene, die von Osteoporose betroffen sind oder ein erhöhtes Risiko haben, sollten etwa ein bis anderthalb Gramm Protein pro Kilogramm Körpergewicht pro Tag zu sich nehmen. Ältere Menschen sollten sogar eher etwas mehr aufnehmen (1,2–1,8 g/kg Körpergewicht), um Muskelabbau und somit auch Stürze zu vermeiden. Diese Richtwerte orientieren sich am Normalgewicht – wenn Sie also über- oder untergewichtig sind, ist das bei der Mengenberechnung zu beachten. Besonders im höheren Lebensalter neigt der Körper dazu, vermehrt Muskulatur abzubauen, weshalb die Deutsche Gesellschaft für Ernährung (DGE) im Seniorenalter per se eine etwas höhere Proteinzufuhr empfiehlt als in jüngeren Jahren, um den Abbau aufzuhalten. Die besten Proteinlieferanten sind Fleisch, Geflügel, Fisch, Eier und Milchprodukte; etwas weniger liefern Hülsenfrüchte und Nüsse, auch Getreide leistet einen ergänzenden Beitrag zur Versorgung.

Was meinen Sie – kommen Sie im Alltag auf eine angemessene Menge Protein? Wenn Sie etwa 68 kg wiegen, wären diese Lebensmittel eine beispielhafte Option, um auf ungefähr 82 g Protein, also „nur“ 1,2 g pro kg Körpergewicht an einem Tag zu kommen: 150 g Hähnchenbrust (34 g Protein), 200 g Magerquark (24 g), 2 Eier (14 g), 100 g Vollkornbrot (10 g). Vielleicht ist es an manchen Tagen nicht so einfach, den eigenen Bedarf annähernd zu decken. Dann können

Proteinpulver wie zum Beispiel Molkenprotein (oft auch auf Englisch als „whey" bezeichnet) eine sinnvolle Ergänzung sein – als Shake, oder auch in einen Joghurt, Porridge etc. eingerührt. Auch das „Knochenprotein" Kollagen, als Pulver oder in Form von sogenannten Kollagenpeptiden, kann Ihre Proteinversorgung zusätzlich unterstützen.

Fette und Kohlenhydrate: Energieträger mit Potenzial

Als weitere Makronährstoffe sind Fette und Kohlenhydrate zu nennen. Schauen wir zunächst auf die Fette: Grundsätzlich brauchen wir eine gewisse Menge an Fetten beziehungsweise Fettsäuren als Bestandteil von Fetten und Ölen, damit alle Prozesse im Körper geschmeidig ablaufen können. Gesunde Fette, genauer gesagt, essenzielle Omega-3-Fettsäuren aus Fisch oder Leinsamen, wirken entzündungshemmend und fördern die Aufnahme von Vitamin D und weiteren fettlöslichen Vitaminen (A, E und K), was Ihre Knochengesundheit unterstützt. Es gibt zwei Hauptformen von Omega-3-Fettsäuren: Die pflanzliche Alpha-Linolensäure (ALA) und die marinen (aus dem Meer stammenden) EPA und DHA aus Fisch oder bestimmten Algen. ALA ist essenziell, da Ihr Körper sie nicht selbst herstellen kann, und EPA/DHA sind bedingt essenziell, da sie zwar aus ALA gebildet werden können, aber oft nur unzureichend. Die empfohlene Zufuhr liegt bei 250 bis 500 mg/Tag EPA+DHA (zum Beispiel aus 100 g Lachs: 1–2 g) und 1,1 bis 1,6 g/Tag ALA (zum Beispiel aus 10 g Leinsamen: 2 g). Zentral in Bezug auf Osteoporose ist, dass 1 bis 2 g/Tag EPA+DHA die Knochendichte verbessern können. Eine kleine Anpassung im Alltag bewirkt viel für Ihre Knochen!

Ein Mangel wirkt sich in mehrfacher Hinsicht negativ aus: Die Omega-3-Fettsäuren benötigt der Körper zum einen für gut funktionierende Zellmembranen und damit für einen reibungslosen Zellstoffwechsel. Des Weiteren baut er aus diesen Fettsäuren wichtige Botenstoffe, die Entzündungen angemessen in Schach halten. Chronische, sogenannte „stille" Entzündungen stressen den Körper permanent und erhöhen damit auch das Risiko von Frakturen. Wichtig ist dabei das Verhältnis zu den „Gegenspielern", den sogenannten Omega-6-Fettsäuren (beispielsweise aus Sonnenblumen- oder Sojaöl), die Entzündungen verstärken können. Auch sie sind essenziell – der Körper benötigt sie, aber wir nehmen davon eher zu viel als zu wenig über die Nahrung auf. Ideal ist etwa das Verhältnis 5 zu 1 (Omega-6 zu Omega-3). Allerdings haben wir in der typischen Alltagsernährung oft viel zu viel an Omega-6. Entscheidend ist bei Osteoporose, den Anteil an Omega-6-Fettsäuren zu reduzieren, um Omega-3 besser wirken zu lassen.

Vorteilhafte Omega-3-Lieferanten wie Leinsamen oder ein Löffel Leinöl im Frühstücksmüsli oder Lachs zum Mittagessen passen leicht in Ihren Alltag, aber um die Zufuhrempfehlung der DGE zu erreichen, ist es entscheidend, solche Lebensmittel regelmäßig zu konsumieren. Leinöl ist die beste Quelle für ALA, aber auch Walnuss- und Rapsöl haben einen relativ hohen Anteil. Supplemente (1–2 g/Tag EPA+DHA) aus Algenöl sind vegan und erhältlich in Drogerien oder Apotheken – auch gut, wenn Sie vielleicht keinen Fisch mögen. Bitte besprechen Sie mit Ihrer Ärztin oder mit Ihrem Arzt, ob ein Supplement in Form von speziellem Öl oder Kapseln für Sie sinnvoll und sicher ist. Ansonsten kommen auch Kapseln mit Fisch- oder Krillöl (aus kleinen Krebstieren) infrage. Wichtig ist bei allen Supplementen zu beachten, dass sie immer nur einen bestimmten Anteil an den erwünschten Fettsäuren enthalten, den Sie den Angaben auf der Verpackung entnehmen können.

ALTGRIECHISCHER SPRACHSALAT UND LANGE DINGER: Die langkettigen Omega-3-Fettsäuren EPA und DHA heißen ausgeschrieben Eicosapentaensäure und Docosahexaensäure. Ziemlich sperrig wird damit ausgedrückt, dass es sich um eine Fettsäure mit 20 Kohlenstoffatomen und fünf Doppelbindungen und eine mit 22 Kohlenstoffatomen und sechs Doppelbindungen handelt. Beide sind stark unterschätzte Helfer, nicht nur für die Knochen, sondern für den gesamten Körper.

Kommen wir zu unserem dritten Makronährstoff, den Kohlenhydraten. Viel geschmäht, geht es doch auch kaum ohne sie. Zum Beispiel liefern Vollkornprodukte über komplexe Kohlenhydrate Energie für Bewegung und enthalten außerdem wertvolles Magnesium, während stark verarbeitete Kohlenhydratquellen wie Weißbrot, Zucker und alle „klassischen" Süßigkeiten nur wenig Mikronährstoffe zu bieten haben. Sollten Sie an Diabetes mellitus (Typ 1 oder 2) leiden, ist es wichtig, dass Sie auf die Kohlenhydrate einen besonderen

Fokus richten, um Ihren Blutzuckerwert im Blick zu behalten. Dennoch sind unsere Ernährungstipps und Rezepte auch damit sehr gut vereinbar.

In unserer modernen, globalisierten Welt können wir uns am besten versorgen, indem wir uns anschauen, welche Lebensmittel gute Lieferanten für welche Nährstoffe sind, welche wir individuell gerne mögen und welche saisonal gerade frisch und günstig zu bekommen sind. So steht ein ganzer Baukasten an geeigneten Lebensmitteln zur Verfügung für leckere, gesunde und knochenstarke Mahlzeiten – und vielleicht entdecken Sie in unserem Rezeptteil ab Seite 65 Ihr neues Lieblingsessen.

Kalzium – der Osteo-Superstar

Kalzium sorgt perfekt für stabile Knochen und sollte bei Osteoporose unbedingt ausreichend aufgenommen werden. Im Zweifelsfall müssen Sie nachhelfen.

Kalzium ist der Baustein, der Ihre Knochen hart und stabil macht, indem er in die Knochenmatrix eingelagert wird. Aus gutem Grund wird Kalzium auch als das „Knochenmineral" bezeichnet. Wer sich um seine Knochengesundheit Gedanken macht, kommt am Thema Kalzium nicht vorbei. Erwachsene brauchen davon etwa 1000 bis 1200 mg (Milligramm) pro Tag. Daten zur Kalziumzufuhr in der deutschen Bevölkerung haben gezeigt, dass Männer im Durchschnitt nur auf 807 mg pro Tag und Frauen nur auf 738 mg kommen. Das macht deutlich, dass es gar nicht so einfach ist, die empfohlene Zufuhr tatsächlich einzuhalten, wenn man hier nicht genau auf eine clevere Lebensmittelauswahl achtet. Liegt eine Osteoporose vor, erfordert die Kalziumversorgung ein besonderes Augenmerk. Machen Sie sich daher vertraut mit den Lebensmitteln, die für eine angemessene Versorgung gut geeignet sind, um diese täglich in Ihren Speiseplan einzubauen.

Welche Lebensmittel das gute Kalzium liefern, sehen Sie in unserer Tabelle „Wo steckt Kalzium drin?" (siehe Seite 27). Hartkäse ist hier der absolute „Gewinner", denn das Kalzium aus der Milch liegt durch den Wasserentzug stark aufkonzentriert vor. Weitere Milchprodukte (idealerweise ohne zugesetzten Zucker) sind ebenfalls klassische Kalziumlieferanten. Grünes Gemüse wie Grünkohl, Brokkoli oder Spinat sowie Kräuter wie Petersilie oder Dill sind reich an Kalzium und damit knochenfreundlich. Auch Hülsenfrüchte wie weiße Bohnen oder Tofu und Nüsse wie Mandeln oder Sesam sind eine Option. Sesam hat zwar, wie in der Tabelle zu sehen, einen besonders hohen Gehalt unter den pflanzlichen Lebensmitteln, wird aber üblicherweise nicht in so großen Mengen gegessen und muss gut gekaut werden, damit die äußere Struktur aufgebrochen wird und der Körper das Kalzium verwerten kann. Obst wie Feigen oder Orangen trägt in kleineren Mengen zur Kalziumversorgung bei. Auch kalziumreiches Mineralwasser kann einen Beitrag leisten. Wird ein Mineralwasser in der Europäischen Union als „kalziumreich" beworben, muss es mindestens 150 mg pro Liter enthalten, den genauen Gehalt finden Sie dann in den Angaben auf dem Etikett.

So nehmen Sie genug Kalzium auf

Was braucht es, damit Kalzium vom Körper gut aufgenommen werden kann? Zunächst das zuvor bereits angesprochene Vitamin D. Es ist essenziell, damit Kalzium aus dem Darm auch in die Knochen gelangt. Auf Seite 32 gehen wir noch mal ausführlich auf dieses besondere, knochenentscheidende Vitamin ein. Außerdem braucht es eine angemessene Proteinzufuhr (siehe Seite 20). Diese verbessert die Aufnahme von Kalzium und beugt ungewollten Verlusten über die Nieren vor, während Stoffe wie Oxalsäure oder Phytinsäure die Aufnahme leicht hemmen können.

Die beiden zuletzt genannten Substanzen sind Inhaltsstoffe einiger pflanzlicher Lebensmittel, die Ihre Kalziumaufnahme vermindern können: Oxalsäure, die in Lebensmitteln wie Spinat, Mangold oder Rhabarber vorkommt, bindet Kalzium im Darm zu unlöslichen Komplexen, wodurch etwas weniger Kalzium aufgenommen wird. Vielleicht kennen Sie dieses seltsam stumpfe Gefühl an den Zähnen nach einem Rhabarberkompott oder einer Portion Spinat – das deutet auf Oxalsäure hin. Bei den genannten Lebensmitteln können Sie den

Oxalsäuregehalt reduzieren, wenn Sie sie in reichlich Wasser kochen oder blanchieren und das Kochwasser wegschütten. Durch Vitamin-C-reiche Lebensmittel wie Paprika oder Zitrusfrüchte, die die Kalziumaufnahme fördern, können Sie den negativen Effekt der Oxalsäure teilweise ausgleichen. Phytinsäure, etwa in Vollkornprodukten oder Hülsenfrüchten, kann Kalzium ebenfalls binden und die Aufnahme verringern. Durch Kochen, Einweichen oder Fermentieren von Hülsenfrüchten und Getreide lässt sich der negative Effekt der Phytinsäure reduzieren. Unerwünschte Effekte können Sie also abmildern, indem Sie Spinat mit Vitamin-C-reichen Lebensmitteln wie Paprika kombinieren. Wenn Sie ein Milchprodukt hinzufügen, wie beim klassischen Rahmspinat den Schuss Sahne, wird Oxalsäure ans Kalzium aus der Milch gebunden und ausgeschieden. Dann steht dem Körper zwar ein Teil des Kalziums aus Spinat und Milchprodukt nicht mehr zur Verfügung, aber auch die Oxalsäure, die in großen Mengen beispielsweise den Nieren schaden kann, ist „eliminiert“. Das Kalzium für Ihre Knochen müssten Sie sich dann allerdings am betreffenden Tag aus weiteren Quellen holen.

Wenn Sie trockene Hülsenfrüchte wie Bohnen, Erbsen, Linsen, Kichererbsen verwenden – die Tabelle rechts zeigt Ihnen den Gehalt an Kalzium an –, weichen Sie sie am besten über Nacht ein (Einweichwasser bitte entsorgen). Dabei bauen sich neben der Phytinsäure auch andere Stoffe ab, die wir nicht so gernhaben – Stichwort Blähungen.

Bei Vollkornbroten bevorzugen Sie am besten solche, die mit Sauerteig hergestellt wurden. Diese durften lange „gehen“. Getreideeigene Enzyme bauen dabei Phytinsäure ab und sorgen somit dafür, dass Kalzium (und einige weitere Mineralstoffe wie Zink oder Eisen) gut aufgenommen werden kann. Aus demselben Grund wird Getreide für Frischkornbrei und dergleichen auch über Nacht eingeweicht.

EIN KNOCHENSTARKER TIPP: Verteilen Sie die Aufnahme von kalziumreichen Lebensmitteln über den Tag, da der Körper kleinere Mengen besser verarbeitet. Wenn Sie dann noch Milchprodukte und geeignete pflanzliche Lebensmittel kombinieren oder abwechseln, haben Sie schon eine prima Grundversorgung, denn die „Kalzium-Stars“ liefern auch weitere wichtige Nährstoffe.

Wo steckt Kalzium drin?

Diese Tabelle zeigt kalziumreiche Lebensmittel für Ihren Alltag. Rechnen Sie doch einmal durch, wie Sie auf die empfohlenen 1 000 mg am Tag kommen – einfacher oder schwieriger als gedacht?

Lebensmittelgruppe	Beispiele	Kalziumgehalt (pro 100 g oder 100 ml)	Hinweise
Milchprodukte	Hartkäse (z. B. Parmesan, Emmentaler), Joghurt, Milch	Hartkäse: ca. 1000 mg, Joghurt, Milch: 120 mg	Laktosefreie Varianten für Laktoseintoleranz
Pflanzenmilch (angereichert)	Soja-, Mandel-, Hafermilch	120 mg	Auf „angereichert mit Kalzium" achten
Eier	Wie Sie es mögen!	58 mg	Ein Ei wiegt etwa 53–73 g
Gemüse	Grünkohl, Spinat, Brokkoli	Grünkohl: 150 mg, Spinat: 99 mg, Brokkoli: 47 mg	Spinat mit Vitamin-C-reichen Lebensmitteln kombinieren
Obst	Beeren, Orangen, Feigen (getrocknet)	Beeren: ca. 45 mg, Orangen: 40 mg, Feigen: 162 mg	In Maßen, ergänzend
Oliven	Grüne, schwarze Oliven	50 mg	Durchschnittswert, je nach Sorte & Verarbeitung
Kräuter	Dill, Petersilie	Dill: 208 mg, Petersilie: 138 mg	Als Gewürz oder in Smoothies
Hülsenfrüchte	Weiße Bohnen, Kichererbsen, Tofu	Weiße Bohnen (gegart): 69 mg, Kichererbsen (gegart): 49 mg, Tofu: 350 mg	Ideal für Veganer
Nüsse	Mandeln oder (reines) Mandelmus, Walnüsse	Mandeln: 269 mg, Walnüsse: 98 mg	In Maßen wegen Kalorien
Samen	Sesam oder Tahin (Sesammus)	975 mg	Ganze Samen gut kauen!
Vollkorngetreide	Vollkornhafer	54 mg	Vollkorngetreide sind eher reich an Magnesium
Pseudogetreide	Amaranth, Quinoa	Amaranth: 159 mg, Quinoa: 47 mg	Glutenfreie, proteinreiche Optionen, ideal für Veganer
Getränke	Mineralwasser (kalziumreich)	15–50 mg (je nach Sorte)	Etikett prüfen

Auch ein Zuviel an Salz, etwa deutlich über fünf Gramm pro Tag, kann die Kalziumaufnahme beeinträchtigen, da die Nieren bei hohem Salzkonsum mehr Kalzium ausscheiden. Das schwächt dann wiederum Ihre Knochen. Ein einfacher Snack wie ein Naturjoghurt, mit Sesam und einer Orange kombiniert, kommt ganz ohne Salz aus und liefert Ihnen Kalzium und Protein, ohne dass Sie lange in der Küche stehen müssen.

Aufmerksam sollten Sie beim Thema Phosphor beziehungsweise Phosphat sein. Denn eine Kalziumverbindung, die hauptsächlich in unseren Knochen vorliegt, heißt Hydroxylapatit und enthält Phosphat. Aus diesem Grund ist Phosphat ein zentraler Baustein zur Knochenbildung. Allerdings ist Phosphat selbst bei einer unausgewogenen Ernährung immer automatisch ausreichend vorhanden, was bedeutet, dass Sie sich um einen Mangel keine Sorgen machen müssen. Problematisch ist eher eine übermäßige Zufuhr. Sie kann den Knochen schaden, und dies gilt umso mehr, wenn die Nieren nicht mehr optimal funktionieren. Hier wären Cola-Getränke zu nennen, denn sie enthalten Phosphorsäure, sowie Schmelzkäse-Zubereitungen, die phosphathaltige Schmelzsalze enthalten. Beide Beispiele gehören allerdings ohnehin nicht zu den empfehlenswerten Lebensmitteln und sollten daher nur ausnahmsweise konsumiert werden.

Aufgepasst bei Intoleranzen und bestimmten Medikamenten

Bei Laktoseintoleranz (Unverträglichkeit von Milchzucker) können Sie zu laktosefreien Milchprodukten, angereicherten Pflanzendrinks wie „Sojamilch" oder kalziumreichen Alternativen wie Tofu und Brokkoli greifen, um Ihre Knochen zu unterstützen. Hartkäse ist durch die lange Reifung frei von Laktose, wie auch viele andere länger gereifte Käsesorten. Wenn auf dem Etikett angegeben ist, dass keine Kohlenhydrate in einem Käse enthalten sind, bedeutet dies auch, dass es sich um ein laktosefreies Produkt handelt.

Bestimmte Medikamente, vor allem Protonenpumpen-Inhibitoren (PPI) wie Omeprazol oder Pantoprazol, die bei Magenproblemen verordnet werden, können bei Osteoporose langfristig schaden, da sie die Magensäure hemmen und die Kalziumaufnahme mindern. Leider werden solche Präparate ohne Bedenken zum Teil dauerhaft eingenommen. Wenn Sie Probleme mit dem Magen oder Sodbrennen haben, ist es besser, gemeinsam mit Ihrer Ärztin oder Ihrem Arzt nach einer gangbaren Alternative zu schauen, denn weniger Kalzium schwächt auf lange Sicht Ihre Knochen. Eine dauerhafte Einnahme birgt zudem Risiken wie mehr Infektionen (durch verminderte Magensäure, denn diese schützt uns auch vor Keimen) oder einen Vitamin-B12-Mangel (siehe Seite 38). Nehmen Sie PPI nur kurz (am besten nicht länger als 14 Tage, so wie es auch im Beipackzettel steht) ein und nur nach Rücksprache mit Ihrer Ärztin oder Ihrem Arzt, um Ihre Knochen gut zu schützen.

Manchmal ist es tatsächlich mühsam, die von der DGE empfohlene tägliche Zufuhr von 1000 mg Kalzium über die Nahrung zu erreichen. Daher kommt es bei Osteoporose auch infrage, Kalzium zu supplementieren, wenn absehbar ist, dass die Aufnahme über die Nahrung nicht reicht. Dies muss aber sorgsam ärztlich abgeklärt werden, da ein Zuviel an Kalzium sich auch negativ auf die Gesundheit auswirken kann.

Säure und Basen im Gleichgewicht

Für unsere Gesundheit, auch für unsere Knochen, ist ein ausgeglichener Säure-Basen-Haushalt wichtig. Sie können Ihrem Körper helfen, diese Balance zu halten.

Der Säure-Basen-Stoffwechsel sorgt dafür, dass der pH-Wert (Säuregrad) Ihres Blutes stabil bei etwa 7,4 bleibt, denn sonst würde im Körper quasi gar nichts funktionieren. Ein pH-Wert über 7 bedeutet leicht basisch, 7 ist neutral und unterhalb von 7 sauer. Säuren entstehen ständig in unserem Stoffwechsel, vor allem durch von außen zugeführtes Protein (etwa in Fleisch, Fisch) oder Phosphate (etwa in Getreide, Cola). Basen können diese Säuren neutralisieren und kommen aus Gemüse und Obst, die die Mineralstoffe Kalium, Magnesium und Kalzium liefern. Wichtig dabei: Es spielt keine Rolle, ob etwas süß oder sauer schmeckt, sondern wie bestimmte Nahrungskomponenten verstoffwechselt werden. Bestes Beispiel ist die sauer schmeckende Zitrone, die sich im Stoffwechsel basisch auswirkt. Bei Osteoporose ist das Gleichgewicht im Säure-Basen-Haushalt ganz besonders wichtig: Ein dauerhafter Überschuss an Säuren kann wertvolles Kalzium aus den Knochen lösen, um den pH-Wert im Blut auszugleichen, was den Knochenabbau fördert – ein echter Raubbau. Das erhöht das Risiko für Brüche – genau das, was Sie doch vermeiden wollen!

Der PRAL-Wert (Potential Renal Acid Load) zeigt an, wie stark ein Lebensmittel den Säure-Basen-Haushalt beeinflusst. Positive PRAL-Werte sind säurebildend, das ist beispielsweise bei Rindfleisch (+12,5 pro 100 g) oder Hartkäse (+18 pro 100 g) der Fall. Negative PRAL-Werte sind basenbildend, zum Beispiel Brokkoli (-3,6 pro 100 g) oder Bananen (-6,9 pro 100 g). Ein basenüberschüssiger Speiseplan (insgesamt gerechnet negativer PRAL) schützt die Knochen, indem er Kalziumverluste minimiert. Studien zeigen, dass eine basenreiche Ernährung die Knochendichte verbessern kann, besonders bei älteren Menschen.

Nun wird es ein bisschen kompliziert, denn wie können Sie für ausreichend Protein sorgen, was säurebildend ist, ohne dass Sie dies durch Kalziumverluste aus den Knochen kompensieren müssen? Denn ausreichend Protein ist, wie Sie nun schon wissen, (nicht nur) bei Osteoporose unverzichtbar. Proteinreiche Lebensmittel wie Fleisch, Eier oder Hülsenfrüchte sind tatsächlich erst mal säurebildend mit positivem PRAL, aber das ist dann kein Problem, wenn Sie das entsprechend ausgleichen. Es ist ein weitverbreitetes Missverständnis, dass es gut gegen „Übersäuerung" sei, wenn man von den proteinreichen Lebensmitteln so wenig wie möglich konsumiert. Denn dann rutscht man nach nicht allzu langer Zeit in einen Proteinmangel, und das bedeutet Muskelabbau! Das heißt für Sie, keinesfalls an den proteinreichen Lebensmitteln zu sparen, sondern dafür zu sorgen, dass Sie immer auch begleitend eine ordentliche Portion Gemüse oder Obst auf dem Teller haben. Ein bunter Salat mit Tomaten, Gurken und Paprika gleicht beispielsweise ein Hähnchenfilet wunderbar aus. Auch Kartoffeln (PRAL -6 pro 100 g) sind ein knochenfreundlicher Begleiter. Trinken Sie mineralstoffreiches Wasser, um Basen zu ergänzen. Vermeiden Sie außerdem stark säurebildende Getränke wie Cola (hoher Phosphatgehalt). Im Stoffwechsel wirkt auch Alkohol indirekt säurebildend, da seine Abbauprodukte den pH-Wert im Blut senken können.

NIE MEHR OHNE: Machen Sie basenbildende Begleiter wie Gemüse und Obst zum Bestandteil jeder Mahlzeit, auch schon beim Frühstück, beispielsweise durch Bananen, Aprikosen und Äpfel, und eine Portion rohes Gemüse – das ist vielleicht etwas ungewohnt für Sie, hilft aber enorm weiter. Denn dann bleibt das Kalzium in Ihrem Körper.

Sollte Ihnen durch den Kopf gehen, ob man es auch übertreiben kann mit basenbildenden Begleitern: Keine Angst, Ihr Blut kann nicht zu basisch werden! Der Körper hält den pH-Wert des Blutes bei etwa 7,4, auch wenn Sie sehr viel Gemüse und Obst essen. Basenreiche Ernährung schützt Ihre Knochen, ohne den pH-Wert zu überschießen – das regulieren Nieren und Lunge über körpereigene sogenannte Puffersysteme. Die meisten Säuren atmen wir übrigens über die Lunge ab, und dabei macht es viel aus, wenn wir ruhig und entspannt in den Bauch atmen, was ermöglicht, dass wir komplett ausatmen können. Achten Sie einmal darauf und beobachten Sie sich, wie Sie normalerweise atmen. Wer dauerhaft und ohne vernünftigen Anlass schnell und hektisch atmet, hat eventuell sogar mehr mit Säurelast zu kämpfen als jemand, der sich nicht ganz ideal ernährt.

Vorsicht beim Fasten

Es gibt bestimmte Fastenkuren, bei denen weitgehend oder ganz auf säurebildende Lebensmittel verzichtet wird – das bedeutet kein oder nur sehr wenig Protein für ein paar Tage. Für Menschen mit Osteoporose ist das keine gute Idee. Gesunde Menschen können einen kurzfristigen Verzicht gut kompensieren, das gilt für Sie aber nicht, oder zumindest würden Sie ein völlig unnötiges Risiko eingehen. Was dabei auch oft nicht bedacht wird, ist die Tatsache, dass bei einem Muskelabbau, wie er unter Proteinmangel stattfindet, leider auch in nicht unerheblichem Maße Säuren im eigenen Stoffwechsel anfallen. Überlegen Sie vorab, warum Sie gerne fasten möchten, und machen Sie sich dazu Notizen. Im Gespräch mit Ihrer Ärztin oder mit Ihrem Arzt lassen sich sicherlich andere muskel- und knochenschonendere Lösungen für eventuell zugrunde liegende „Baustellen" finden.

Die Mischung macht's - Vitamine, Mineralstoffe und Spurenelemente

Welche Rolle spielen die Mikronährstoffe für starke Knochen? Vermutlich eine größere, als Sie denken …

Alle Makro- und auch Mikronährstoffe wie Vitamine, Mineralstoffe und Spurenelemente interagieren in unserem Körper miteinander. Das heißt, dass sie nur im Zusammenspiel optimal wirken können. Eine ausgewogene Ernährungsweise liefert die meisten in ausreichender Menge, aber bei einigen „Kandidaten" kann das etwas schwierig sein, wenn man beispielsweise eine chronische Erkrankung hat, die den Bedarf erhöht. Allgemeine Zufuhrempfehlungen wie die Referenzwerte für die Nährstoffzufuhr von der DGE gehen zunächst von gesunden Menschen aus. Deswegen ist es unter Umständen sinnvoll, einige Mikronährstoffe zu supplementieren, also bestimmte Nahrungsergänzungsmittel einzunehmen – aber immer erst nach Absprache mit der Ärztin oder dem Arzt.

Vitamin D – das besondere Vitamin

Vitamin D ist der wichtigste Kompagnon des Kalziums, da es Kalzium aus dem Darm in die Knochenmatrix schleust und so die Knochenmineralisierung stärkt. Es unterstützt nicht nur die Kalziumaufnahme in den Knochen, sondern verbessert auch die Muskelfunktion, was letztlich hilft, Stürze zu vermeiden. Eigentlich sind wir in der Lage, selbstständig Vitamin D mithilfe von Sonnenstrahlung über unsere Haut zu produzieren. Aber auch bestimmte, allerdings nur wenige Lebensmittel sind wichtige Vitamin-D-Quellen. Genau genommen ist Vitamin D ein Hormon, denn der Begriff Vitamin steht für Substanzen, die der Körper nicht oder nicht ausreichend selbst bilden kann und die daher unbedingt mit der Nahrung zugeführt werden müssen. Auf das Vitamin D trifft dies aber nicht zu. Die Einstufung als Vitamin ist hier historisch bedingt – in jedem Fall spielt es eine Sonderrolle unter den Nährstoffen.

In Deutschland ist ein Vitamin-D-Mangel weit verbreitet: Studien zeigen, dass etwa 60 Prozent der Erwachsenen, besonders im Winter, einen zu niedrigen Spiegel im Blut haben, oft unter 20 ng/ml (Nanogramm pro Milliliter), was für die Knochengesundheit kritisch ist. Ein hohes Risiko für einen Vitamin-D-Mangel besteht, wenn Sie wenig Sonnenlicht direkt an Ihre (unbedeckte) Haut lassen beziehungsweise nur wenig Gelegenheit dafür haben. Dazu kommt, dass die Vitamin-D-Produktion in der Haut bei steigendem Lebensalter nachlässt. Aber auch Menschen mit dunkler Hautfarbe haben ein erhöhtes Risiko, vor allem, wenn sie in nördlicheren Gefilden – beispielsweise in Deutschland – leben und nur wenig Sonne „tanken" können. Je heller der Teint ist, desto mehr Vitamin D kann über die Haut gebildet werden. Ein hoher Gehalt des Hautpigments Melanin stellt zwar einen natürlichen Sonnenschutz dar und man ist dadurch weniger anfällig für Sonnenbrand, aber dieser Vorteil geht leider zulasten der Vitamin-D-Eigenproduktion des Körpers. Daher sind Menschen umso eher von Vitamin-D-Mangel betroffen, je dunkler ihr Hautton ist. In der kühleren Jahreszeit von etwa Ende September bis Ende März kommt noch erschwerend hinzu, dass der schrägere Winkel, in dem die Sonne scheint, die Vitamin-D-Eigenproduktion nicht erlaubt.

Neben der Knochenmineralisierung hat Vitamin D weitere wichtige Funktionen: Es unterstützt ergänzend die Muskelfunktion, stärkt das Immunsystem, indem es die Abwehrkräfte gegen Infektionen fördert, und kann sogar das Risiko für Herz-Kreislauf-Erkrankungen senken. Um einen eventuellen Mangel zu beheben, lassen Sie am besten Ihren Vitamin-D-Spiegel (der Laborwert heißt: 25-OH-Vitamin D) im Blut messen. Ein Wert unter 30 ng/ml gilt bereits als unzureichend, und nur eine Messung kann Ihnen sicher zeigen, wo Sie stehen. Unter 20 ng/ml spricht man von einem Mangel.

UNEINHEITLICHE EINHEITEN: Vorsicht – manche Labore geben den 25-OH-Vitamin-D-Wert nicht in ng/ml (Nanogramm pro Milliliter), sondern in Nanomol pro Liter an. Das lässt sich aber leicht umrechnen: ng/ml x 2,5 = nmol/l. Vitamin D in Lebensmitteln oder als Nahrungsergänzungsmittel wird meist in sogenannten Internationalen Einheiten (I.E.) angegeben, wobei 40 I.E. einem µg (Mikrogramm) dieses Vitamins entsprechen.

Experten empfehlen, wenn das Ziel ist, den Vitamin-D-Spiegel anzuheben, für die meisten Erwachsenen 1500 bis 2000 I.E. (Internationale Einheiten, entspricht hier 37,5 bis 50 µg) täglich, um langfristig bei etwa 30 bis 50 ng/ml zu landen, besonders wenn ein ausgeprägter Mangel besteht. Die zulässige tägliche Höchstmenge, die laut der EFSA (Europäische Behörde für Lebensmittelsicherheit) noch als sicher gilt, wurde mit 4000 I. E. festgelegt.

Um den Vitamin-D-Spiegel auf natürliche Weise anzuheben, hilft Sonnenlicht besonders gut: 15 bis 30 Minuten Tageslicht an Gesicht und Armen, zwei- bis dreimal pro Woche zwischen April und September und zwischen 11 und 14 Uhr, ohne Sonnencreme, aber mit Bedacht, fördern die Produktion. Die Nahrung ist hingegen leider keine sehr ergiebige Vitamin-D-Quelle. Nur wenige Lebensmittel enthalten Vitamin D, unter den veganen sind es sogar – ausgenommen angereicherte Lebensmittel – nur Speisepilze. Wer hingegen tierische Produkte isst, hat ein paar mehr Optionen: Lachs (gegart) enthält 440 bis 640 I.E. pro 100 g, Sardinen (in Öl, abgetropft) liefern 192 I.E. pro 100 g, Makrele (gegart) enthält 476 I.E. pro 100 g. Eigelb liefert immerhin 88 I.E. pro 100 g (ca. 4 Eier). Angereicherte Pflanzenmilch (Soja-, Mandel-, Hafermilch) enthält 40 bis 80 I.E. pro 100 ml und Pilze wie Champignons (roh, sonnenexponiert) warten mit 80 bis 320 I.E. pro 100 g auf, Pfifferlinge (roh, sonnenexponiert) mit etwas weniger mit 80 bis 200 I.E. pro 100 g. Interessanterweise enthalten Pilze mehr Vitamin D, wenn sie Sonnenlicht ausgesetzt waren (sonnengetrocknet oder UV-behandelt).

Bei niedrigen Werten können Supplemente gezielt helfen: Starten Sie mit 2000 I.E. täglich für sechs bis acht Wochen, dann nehmen Sie 1500 I.E. zur Erhaltung, idealerweise nach ärztlicher Rücksprache, um Überdosierungen zu vermeiden. Nach etwa drei Monaten sollten Sie den Spiegel erneut prüfen lassen und das weitere Vorgehen mit Ihrer Ärztin oder mit Ihrem Arzt besprechen. Die medizinischen Leitlinien zur Osteoporose empfehlen, 800 bis 1000 I.E. täglich zu supplementieren, wenn die Eigenproduktion über die Haut unzureichend oder unsicher ist. Die Zufuhrempfehlung der DGE ist etwas niedriger, denn diese geht zunächst einmal von gesunden Menschen ohne besondere Risiken oder Mangel aus. Vitamin-D-Präparate erhalten Sie als Tabletten, Kapseln oder in Form von Öl mitsamt Pipette als Dosierhilfe. Doch wie nimmt man es am besten ein? Die Frage, ob eine tägliche Dosis oder eine wöchentliche, sogenannte Bolusgabe effektiver ist, hängt von Wirksamkeit, Sicherheit und praktischer Umsetzung ab. Eine tägliche Einnahme ist leicht in den Alltag integrierbar, etwa zu einer Mahlzeit, da Vitamin D fettlöslich ist und zusammen mit Fett besser aufgenommen wird. Dazu sollten es schon 5 bis 10 g Fett sein, also ist hier beispielsweise ein fettarmer Joghurt allein keine geeignete Basis. Viele Vitamin-D-Präparate enthalten zusätzlich den Kofaktor Vitamin K2, vom dem hier später noch die Rede sein wird. Wöchentliche Bolusgaben, meist im Rahmen von 20.000 I.E., sind aber manchmal praktisch, da sie die Einnahme vereinfachen. Deshalb wird bei Osteoporose oder erhöhtem Risiko häufig ein Vitamin-D-Präparat verschrieben, das nur einmal in der Woche eingenommen werden soll. Dies ist also gängige medizinische Praxis. Generell sollten Sie sich beim Auffüllen Ihres Spiegels und auch in der Erhaltungsphase, wenn es dann darum geht, einen stabilen Spiegel aufrechtzuerhalten, fachärztlich beraten lassen, denn oft ist wegen des „Sonnenthemas" auch eine jahreszeitlich bedingte Anpassung sinnvoll. Lassen Sie in jedem Fall zunächst einmal Ihren Vitamin-D-Spiegel messen, wenn Sie dies nicht bereits regelmäßig tun. Nur darauf basierend lässt sich gut entscheiden, welche Verfahrensweise für Sie sinnvoll ist. Nach Ablauf von drei bis sechs Monaten sollten Sie den Spiegel überprüfen lassen und die Einnahme unter Umständen anpassen.

Die Vitamine K, C und E

Auch einige weitere Vitamine sind essenzielle Verbündete für starke Knochen. Sie arbeiten im Team, um Ihre Knochengesundheit zu fördern. Das fettlösliche Vitamin K, das in den zwei Formen K1 und K2 vorkommt, ist hier von Bedeutung. Vitamin K1 ist reichlich in grünem Gemüse wie Spinat oder Grünkohl enthalten, wirkt jedoch eher auf der Ebene der Blutgerinnung. K2 nimmt dagegen bei Osteoporose eine Schlüsselrolle ein, indem es das Protein Osteocalcin aktiviert, das Kalzium in die Knochenmatrix einbaut und so Osteoporose vorbeugt oder, sofern Sie bereits betroffen sind, das Fortschreiten verzögert. Vitamin K2 finden Sie in fermentierten Lebensmitteln wie Sauerkraut, gereiften Käsesorten, Tempeh (koreanisches Produkt aus fermentierten Sojabohnen) oder Natto (japanische fermentierte Sojabohnen), die Zufuhrempfehlung liegt bei etwa 100 bis 120 µg K2 täglich, was sich schon über kleine Mengen der genannten Lebensmittel gut erreichen lässt. Die Zufuhrempfehlung können Sie hier als Durchschnittswert betrachten, denn da fettlösliche Vitamine in gewissen Mengen im Körper gespeichert werden, reicht es auch, die genannten Lebensmittel nicht jeden Tag, sondern hin und wieder zu konsumieren, beispielsweise ein- bis zweimal pro Woche. Viele Vitamin-D-Supplemente enthalten zusätzlich auch eine passende Dosis an Vitamin K2, um gleich beides abzudecken.

Vitamin C stärkt die Kollagenbildung. Kollagen ist der „Stoff", der sowohl Ihrem Bindegewebe als auch Ihren Knochen eine flexible Struktur gibt. Vitamin C ist wasserlöslich und beispielsweise in Paprika, Petersilie, Kohl, Orangen oder Beeren reichlich vorhanden. Eine Zufuhr von etwa 100 mg pro Tag reicht, allerdings sollten es, falls Sie rauchen, besser 150 mg sein. Vitamin C ist ein wichtiges Antioxidans, von dem der Körper mehr verbraucht, wenn er durchs Rauchen zusätzlich belastet wird. Hohe Dosierungen an Vitamin C, etwa über 1000 mg, sind aber bei Osteoporose nicht empfehlenswert, weil sie sich negativ auf den Kalziumstoffwechsel auswirken können. Das kann aber nur passieren, wenn sie entsprechend hochdosierte Supplemente einnehmen. Wenn Sie sich abwechslungsreich mit viel Gemüse und etwas Obst ernähren, sind Sie mit Vitamin C gut aufgestellt.

WER FÄNGT DIE FREIEN RADIKALE? Freie Radikale sind problematisch, weil sie Zellbestandteile beschädigen können. Sie entstehen ständig in unserem Körper und werden durch ein komplexes Abwehrsystem über Redoxreaktionen neutralisiert. Antioxidantien fangen Radikale ab, bevor der sogenannte oxidative Stress in unseren Zellen aufkommt – dazu gehören unter anderem bestimmte Vitamine und die Polyphenole, die als Schutzstoffe in Pflanzen vorkommen. Auch Mineralstoffe wie Selen und Zink leisten hier einen Beitrag, da sie die Funktion körpereigener Schutz-Enzyme gewährleisten.

Das fettlösliche Vitamin E schützt die Knochenzellen und steckt beispielsweise in Mandeln oder Avocado; der höchste Gehalt findet sich in Weizenkeimöl. Die Zufuhrempfehlung liegt bei 15 mg pro Tag. Vitamin E unterstützt als Antioxidans die Knochengesundheit, indem es Knochenzellen vor oxidativem Stress schützt, doch sehr hohe Dosen aus Supplementen könnten den Knochenabbau fördern. In Studien wurde allerdings eine synthetische Form des Vitamins verwendet, die aus chemischer Sicht andere Eigenschaften hat als natürliches Vitamin E aus Lebensmitteln. Es ist daher unklar, welchen negativen Einfluss dies möglicherweise hatte. Die empfohlene Zufuhr von 15 mg täglich ist über den regelmäßigen Konsum bestimmter Lebensmittel kinderleicht erreichbar, etwa durch 30 g Mandeln (7 mg), 15 g Leinsamen (2 mg), 2 EL Olivenöl (2 mg) und 100 g Paprika (ca. 4 mg). Therapeutische Dosen in Form von Supplementen (zum Beispiel 100–400 mg/Tag) sollten Sie mit Ihrer Ärztin oder mit Ihrem Arzt abklären, da sie den Vitamin-K-Stoffwechsel stören könnten. Über normale Lebensmittel ist aber keine Überdosierung zu befürchten.

Der Mineralstoff Magnesium

Magnesium ist ein weiterer wertvoller Unterstützer bei Osteoporose: Es hilft dabei, Kalzium in die Knochenmatrix einzubauen, wird auch teilweise selbst in diese eingelagert und stärkt unsere Muskeln. Letzteres hilft indirekt, weil es dazu beiträgt, gefährliche Stürze zu vermeiden. Gut bekannt ist Magnesium vielen aber aus einem anderem Zusammenhang: Es wird oft als „Erste-Hilfe-Maßnahme" bei Wadenkrämpfen eingesetzt. Der Mineralstoff kann aber noch mehr: Er fördert unter anderem auch die Verwertung des so wichtigen Vitamins D. Etwa ein Drittel der deutschen Bevölkerung (14 bis 80 Jahre) erreichte in einer großen Erhebung die empfohlene tägliche Zufuhr von 300 bis 400 mg täglich nicht. Gute Magnesiumquellen sind Nüsse und Samen (etwa Kürbiskerne: 530 mg/100 g), Hülsenfrüchte, Vollkorngetreide und grüne Bohnen. Supplemente (200–400 mg/Tag) können eine eventuell zu geringe Zufuhr über die Nahrung sinnvoll ergänzen. Ein Bluttest kann klären, ob Sie extra Magnesium brauchen, besonders bei Einnahme von Bisphosphonaten (siehe Seite 15), die die Aufnahme stören können.

MAGNESIUMPRÄPARATE GUT AUSWÄHLEN: Magnesiumcitrat ist gut bioverfügbar und wirkt leicht abführend, ideal bei einer Neigung zu Verstopfung. Magnesiumglycinat ist perfekt bei normaler Verdauung oder empfindlichem Darm. Magnesiumoxid ist preisgünstiger, aber schwerer aufnehmbar und kann bei über 400 mg pro Tag Durchfall auslösen. Sprechen Sie darüber mit Ihrer Ärztin oder Ihrem Arzt.

Generell gilt bei jeder Art von Einnahme an Nahrungsergänzungsmitteln: Bitte besprechen Sie sich mit Ihrer Ärztin oder Ihrem Arzt. Manche Supplemente können eine Osteoporose durch zu eine hohe Dosierung verschärfen. Einige Mittel haben, wenn sie überdosiert werden, schädliche oder gar gefährliche Nebenwirkungen.

Was Ihren Knochen noch guttut

Vitamin A: Das fettlösliche Vitamin A unterstützt die Knochen, indem es Osteoblasten fördert, die die Knochenmatrix aufbauen. Sogenannte Retinol-Äquivalente (RE) geben an, wie viel Vitamin A der Körper aus Lebensmitteln nutzen kann: 1 mg RE entspricht 1 mg Retinol (zum Beispiel aus Leber) oder 12 mg Beta-Carotin (auch Provitamin A genannt, zum Beispiel aus Karotten), das bei Bedarf in aktives Vitamin A umgewandelt werden kann. Die DGE empfiehlt 0,8 bis 1,0 mg RE täglich aus Lebensmitteln wie Karotten, Spinat oder Leber. Gut aufnehmen kann es der Körper nur, wenn es im Rahmen einer Mahlzeit von etwas Fett oder Öl begleitet wird. Bei Osteoporose ist allerdings Vorsicht geboten, wenn Sie beispielsweise Multivitaminpräparate einnehmen: Hohe Dosen aus Supplementen (>3 mg RE/Tag) können Osteoklasten anregen, eher den Knochenabbau fördern und Frakturen begünstigen. Ein Mangel (selten in Deutschland) schwächt die Knochen.

Vitamin B12: Dieses Vitamin findet sich ausschließlich in Lebensmitteln tierischer Herkunft und unterstützt die Zellgesundheit und Nervenfunktion. So verbessert es die Muskelfunktion, was helfen kann, Stürze zu verhindern. Außerdem ist Vitamin B12 an der Bildung von roten Blutkörperchen beteiligt und unterstützt die Zellbildung, was für den Knochenstoffwechsel wichtig ist – ein Mangel kann die Knochendichte negativ beeinflussen. Sie finden das auch als Cobalamin bezeichnete Vitamin in Fleisch, Fisch, Eiern, Milchprodukten oder angereicherter Pflanzenmilch (Soja-, Hafermilch und Co).

Folsäure: Folsäure, ein weiteres essenzielles B-Vitamin (auch: Vitamin B9), unterstützt den Knochenstoffwechsel, indem es schädliches Homocystein abbaut. Erhöhtes Homocystein, ein Stoffwechselprodukt, kann unter anderem die Knochen schädigen, wenn es sich im

Ernähren Sie sich knochengesund?

Beantworten Sie die Fragen ehrlich, indem Sie jeweils A, B oder C auswählen. Notieren Sie Ihre Antworten und werten Sie sie am Ende aus.

1 WIE OFT NEHMEN SIE KALZIUMREICHE LEBENSMITTEL ZU SICH?

A. Täglich

B. Einige Male pro Woche

C. Selten oder gar nicht

2 WIE OFT NEHMEN SIE VITAMIN-D-REICHE LEBENSMITTEL ZU SICH?

A. Täglich

B. Ein paar Mal pro Woche

C. Kaum oder gar nicht

3 ESSEN SIE REGELMÄSSIG MAGNESIUMREICHE LEBENSMITTEL?

A. Täglich

B. Ab und zu, ein paar Mal pro Woche.

C. Selten oder gar nicht.

4 NEHMEN SIE REGELMÄSSIG OMEGA-3-REICHE LEBENSMITTEL ZU SICH?

A. Mehrmals pro Woche

B. Gelegentlich, 1–2 Mal pro Woche,

C. Kaum oder gar nicht

5 WELCHE ROLLE SPIELT PROTEIN IN IHRER ERNÄHRUNG?

A. Ich rechne öfter nach und komme auf eine angemessene Menge (s. Seite 21).

B. Ich achte darauf, in jeder Mahlzeit Proteinquellen einzubauen, weiß aber nicht, auf wie viele Gramm ich komme.

C. Ich habe noch nie darauf geachtet.

6 ESSEN SIE REGELMÄSSIG VITAMIN-K2-REICHE LEBENSMITTEL?

A. Fast täglich, das gehört für mich zum Alltag.

B. Gelegentlich, je nach Lust und Laune.

C. Selten oder gar nicht

Auswertung

Zählen Sie Ihre Punkte: Antwort A: 1 Punkt, Antwort B: 2 Punkte, Antwort C: 3 Punkte
Addieren Sie die Punkte für alle sechs Fragen (6–18 Punkte).

6–9 Punkte: Ihre Ernährung ist knochenstark! Sie machen aus Ernährungssicht schon vieles richtig für Ihre Knochen. Bleiben Sie bei Ihrer ausgewogenen Lebensmittelauswahl und probieren Sie unsere Rezepte, um eventuell noch Neues zu entdecken.

10–14 Punkte: Guter Ansatz, aber es geht besser. Sie können Ihre Knochengesundheit besser unterstützen, wenn Sie mehr Augenmerk auf die Dinge, nach denen in diesem Test gefragt wurde, legen. Ihre Knochen werden es Ihnen auf lange Sicht danken!

15–18 Punkte: Zeit, Ihre Knochen etwas gezielter zu stärken! Starten Sie am besten mit kleinen Schritten, um Ihre Ernährung zukünftig knochenfreundlicher zu gestalten, beispielsweise mit Brokkoli zum Abendessen oder 1 EL Leinsamen im Müsli. Unsere knochenstarken Ernährungstipps und Rezepte helfen Ihnen weiter, Ihre Knochengesundheit langfristig zu verbessern.

Blut zu stark anreichert. Die allgemeine Zufuhrempfehlung für Folsäure ist 300 µg/Tag, beispielsweise aus Spinat (150 µg/100 g), und auch andere grüne Gemüse sind gute Folsäure-Lieferanten. Bei Osteoporose können 400 bis 600 µg/Tag das Risiko für Frakturen senken, ein Mangel verschlimmert Osteoporose. Supplemente (200–400 µg/Tag) können unterstützen.

Eisen: Eisen trägt dazu bei, Ihre Knochen fit zu halten, da es die Kollagenbildung in der Knochenmatrix fördert. Gute Quellen sind Fleisch (3 mg/100 g Rind), Linsen (2,7 mg/100 g) oder Spinat (2,7 mg/100 g). Die Zufuhrempfehlung liegt bei 10 mg am Tag, für Frauen vor der Menopause mit 15 mg etwas höher. Eisen aus pflanzlichen Lebensmitteln wird mit Vitamin-C-reichen Lebensmitteln wie Orangen zusammen deutlich besser aufgenommen. Ein Mangel kann die Knochendichte senken.

Mangan: Dieses Spurenelement ist für die Knochenmatrix entscheidend, da es Enzyme aktiviert, die Kollagen und sogenannte Proteoglykane bilden, eine wichtige Basis für die Einlagerung von Kalzium. Bei Osteoporose kann Manganmangel die Knochenbildung schwächen und das Frakturrisiko erhöhen. Die empfohlene Zufuhr sieht 2–5 mg täglich vor. Manganreiche Lebensmittel stärken Ihre Knochenmatrix: Haferflocken (4,9 mg/100 g), Haselnüsse (6,2 mg/100 g), Vollkornbrot (2,2 mg/100 g) oder Linsen (1,3 mg/100 g) sind gute Quellen. Supplemente (zum Beispiel 2–5 mg/Tag) können unterstützen, sind aber nur in Ausnahmefällen, bei einem nachgewiesenen Mangel, sinnvoll.

Zink: Auch Zink ist ein Knochenstärker und ein essenzielles Spurenelement, das die Knochenbildung fördert, indem es Osteoblasten unterstützt und den Knochenabbau hemmt. Studien zeigen: 15 bis 30 mg/Tag stärken die Knochendichte. Lebensmittel wie Nüsse (3 mg/100 g) oder Fleisch (ca. 5 mg/100 g) sind gute Quellen, aber die Zufuhrempfehlung lässt sich nicht immer leicht erreichen. Supplemente (10–25 mg/Tag) helfen, aber über 40 mg/Tag können bei dauerhafter Einnahme schaden.

Kupfer: Dieses essenzielle Spurenelement hilft dabei, Kollagen zu vernetzen und die Knochenmatrix zu stärken. Die allgemeine Zufuhrempfehlung liegt bei 1,0 bis 1,5 mg/Tag, beispielsweise aus Nüssen (1 mg/100 g) oder Leber (3 mg/100 g). Bei Osteoporose können

1,5–3,0 mg/Tag aus Lebensmitteln Frakturen vorbeugen, ein Mangel schwächt die Knochen. Supplemente sind nur dann nützlich, wenn ein nachgewiesener Mangel vorliegt, aber über 10 mg/Tag riskant, da sie toxisch wirken können.

Jod: Das essenzielle Spurenelement Jod ist ein echtes Multitalent für Ihre Gesundheit! Der Körper benötigt es für Schilddrüsenhormone wie Thyroxin, die Ihre Knochen stärken, weil sie knochenbildende Zellen anregen und den Kalziumhaushalt im Gleichgewicht halten. Ein Jodmangel kann die Knochen schwächen und das Frakturrisiko erhöhen. Um genügend Jod mit der Nahrung aufzunehmen, greifen Sie einmal wöchentlich zu Seefisch wie Kabeljau (100 g liefern etwa 130 µg Jod) und verwenden Sie jodiertes Speisesalz (5 g, etwa 100 µg Jod) beim Kochen – das bringt Schwung in Ihre Jodversorgung! Die Zufuhrempfehlung liegt bei 200 µg pro Tag. Supplemente mit 100 bis 200 µg Jod können unterstützen, aber Vorsicht: Mehr als 500 µg pro Tag können die Schilddrüse belasten, und bei bestimmten Schilddrüsenerkrankungen darf Jod nicht zusätzlich eingenommen werden.

Selen: Selen ist ein essenzielles Spurenelement und wirkt als Antioxidans, das Osteoblasten vor Schäden schützt. Die allgemeine Zufuhrempfehlung ist 70 µg/Tag für Männer, 60 µg/Tag für Frauen. Selen findet sich in Paranüssen (50 µg/100 g) oder Fisch (30 µg/100 g). Bei Osteoporose können 100 bis 200 µg/Tag die Knochendichte steigern. Die Böden in Deutschland und damit auch hierzulande produzierte Lebensmittel sind relativ arm an Selen, und ein Mangel erhöht das Risiko für Frakturen. Supplemente (50–200 µg/Tag) sind nützlich, aber über 400 µg/Tag können schaden.

Bor: Bor ist ein Spurenelement, das in geringen Mengen in Böden und Pflanzen vorkommt. Es kann Ihre Knochen unterstützen, indem es Kalzium und Magnesium besser nutzbar macht. Lebensmittel wie Haselnüsse (bis 2 mg/100 g), Avocados oder Vollkorn liefern Ihnen Bor. Das Spurenelement Bor gilt bislang zwar nicht als essenziell, aber nützlich bei Osteoporose. Eine eventuelle Einnahme eines Supplements (3–10 mg/Tag) sollte, so wie wir es hier immer halten, vorher ärztlich abgeklärt werden.

Silizium: Silizium, das eher bekannt ist in Form von Kieselsäure, ist ein weiteres Spurenelement, das einen positiven Einfluss auf Ihre

Knochengesundheit haben kann. Man findet Silizium in Böden, in Pflanzen und auch in unserem Körper. Es fördert nachweislich die Kollagenbildung, die Basis der Knochenmatrix, in die Kalzium eingelagert wird. Silizium regt Zellen an, mehr Kollagen zu produzieren, und stabilisiert es, sodass Knochen letztlich widerstandsfähiger werden. Es verbessert zudem die Nutzung von Kalzium und Magnesium, was die Knochendichte steigert. Gute Quellen sind Vollkornprodukte (bis 10 mg/100 g), Bananen oder grüne Bohnen (etwa 5 mg/100 g). Mit einem Kieselsäure-Supplement können Sie für eine regelmäßige kleine Extraportion sorgen, wie immer am besten nach ärztlicher Rücksprache.

Knochenfreundliche Getränke

Bei Osteoporose ist eine ausreichende Flüssigkeitszufuhr besonders wichtig. Gerade Wasser sollten Sie nicht unterschätzen – es löscht nicht nur den Durst, sondern unterstützt Ihre Knochen.

Ausreichend Wasser ist unter anderem als „Shuttle" wichtig, um Nährstoffe wie Kalzium und Magnesium zu den Knochen zu transportieren und die Nieren zu entlasten, die ständig überschüssige Stoffe ausscheiden müssen. Mineralwasser liefert zudem wertvolle Mineralstoffe wie Kalzium (bis zu 500 mg/l) und Magnesium (bis zu 100 mg/l). Trinken Sie täglich 1,5 bis 2 Liter Wasser, still oder sprudelnd macht keinen Unterschied. Wer an Osteoporose leidet und keine oder nur wenig Milchprodukte zu sich nimmt, sollte bei der Wahl seines Trinkwassers genau hinschauen. Zwar muss deutsches Leitungswasser hohen Qualitätsstanders genügen – dass es diese erfüllt, bestätigen sowohl Gesundheitsministerium als auch Umweltbundesamt –, doch enthält es im Unterschied zu Mineralwasser meist nur geringe Mengen an Mineralstoffen.

Mit Mineralwasser punkten

Ein Liter mineralstoffreiches Wasser kann perfekt Ihre Versorgung mit Mineralien ergänzen und vor allem einen wertvollen Beitrag dazu leisten, Ihre Kalziumversorgung sicherzustellen, die für Ihre Knochengesundheit entscheidend ist. In Deutschland variieren Mineralwässer allerdings stark in der Zusammensetzung. Prüfen Sie daher die Etiketten, um kalzium- und magnesiumreiche Sorten zu finden. Wenn „kalziumreich" draufsteht, sind in jedem Fall schon einmal mehr als 150 mg/l enthalten. Auf Seite 44 finden Sie den Kalziumgehalt von uns getesteter Sorten.

Tee und Kaffee in Maßen

Tee und Kaffee sind herrliche Muntermacher, sie können Ihre Knochen unterstützen – aber es gibt auch Tücken! Grüntee und Schwarztee enthalten Polyphenole, die Entzündungen dämpfen und den Knochenabbau bremsen. Eine Tasse grüner Tee (200 ml) liefert etwa 20 mg Polyphenole, die knochenbildende Zellen fördern. Kaffee enthält ebenfalls bestimmte Antioxidantien, die Ihre Knochen unterstützen. Koffein (etwa 100 mg pro Tasse Kaffee, 200 ml) kann allerdings bei über 400 mg täglich die Kalziumaufnahme stören. Wir gehen hier von größeren Tassen, dem „Pott" oder Becher aus, weil diese Portionsgröße mittlerweile verbreiteter ist als die traditionelle kleinere Tasse aus Omas Kaffeeservice. Trinken Sie daher maximal drei Tassen Kaffee oder fünf Tassen Tee täglich – so können Sie von den positiven Wirkungen profitieren. Sollte es doch einmal mehr sein, können Sie dies ausgleichen, indem Sie verstärkt auf kalziumhaltige Lebensmittel achten – auch ein Schuss Milch kann hier helfen, das zu kompensieren.

Schwarztee enthält Oxalsäure (siehe Seite 25), um die 60 mg pro Pott, die Kalzium bindet, sodass davon weniger aufgenommen werden kann. Grüntee hat weniger (etwa 30 mg) und ist schonender. Also: Schwarzen Tee lieber in Maßen konsumieren und ihn nicht übermäßig lange ziehen lassen, da sich dann mehr Oxalsäure aus den Blättern lösen kann. Kräuter- und Früchtetees sind koffeinfrei und oxalsäurearm – perfekt für Ihre Knochen!

Da wir gerade über Genussmittel sprechen: Auch in Kakao und Schokolade findet sich Oxalsäure, je dunkler, desto mehr. In Maßen

Welches Mineralwasser bietet was?

Starke Knochen brauchen Kalzium – und das können Sie auch trinken. Die Stiftung Warentest hat getestet, welche Wässer besonders viel des wichtigen Knochenmineralstoffs liefern.

Anbieter und Produkt	Kalzium in mg/l	Qualitätsurteil
Markgrafen Classic	538 mg/l	**2,8** (befriedigend)
Naturpark Quelle Spritzig	517 mg/l	**1,6** (gut)
Förstina Sprudel Premium Medium	439 mg/ll	**2,5** (gut)
Alb-Perle Classic	388 mg/l	**1,5** (sehr gut)
Extaler Mineralquell Classic	349 mg/l	**1,7** (gut)
Franken Brunnen Medium	271 mg/l	**2,5** (gut)
Basinus Medium	266 mg/l	**1,5** (sehr gut)
Gaensefurther Schloss Quelle Classic	253 mg/l	**2,5** (gut)
Rosbacher Klassisch	231mg/l	**1,9** (gut)

genossen, überwiegen auch hier positive Eigenschaften, weil auch Kakao wertvolle Polyphenole enthält. Sich regelmäßig eine ganze Tafel dunkle Schokolade zu gönnen, ist aber keine gute Idee im Hinblick auf Ihre Kalziumversorgung, nebst der Tatsache, dass das eine Kalorienbombe ist.

WAS SIND POLYPHENOLE? Polyphenole sind natürliche Schutzstoffe in pflanzlichen Lebensmitteln wie Obst, Gemüse und Tee, die für Farbe und Geschmack verantwortlich sind. Sie wirken antioxidativ und helfen dabei, Zellen vor Schäden durch freie Radikale zu schützen, was zur Vorbeugung chronischer Krankheiten beiträgt.

Besser ohne Alkohol

Alkohol ist kein Freund Ihrer Knochen, so viel sei direkt gesagt. Doch kleine Mengen zu besonderen Gelegenheiten sind vertretbar. Niemand bezweifelt grundsätzlich, dass hoher Alkoholkonsum schädlich ist, aber hätten Sie gedacht, dass das Risiko, eine Osteoporose zu entwickeln, fast doppelt so hoch ist, wenn Sie „nur" 50 g Alkohol am Tag zu sich nehmen? Diese Menge entspricht ungefähr drei Gläsern Wein oder einem Liter Bier, was zwar nicht gerade wenig ist, aber – allzu regelmäßig betrieben – auch ganz unverhofft zur Gewohnheit werden kann. Über viele Jahre hieß es „ein Glas Rotwein ist gut fürs Herz". Zum Bedauern vieler passionierter Weintrinker hat aber eine große Studie unlängst ergeben: Es gibt keine sichere Menge an Alkohol, also leider gar keinen gesundheitlichen Vorteil, sondern – vom persönlichen Genussmoment einmal abgesehen – nur Nachteile.

Regelmäßiger Konsum stört den Knochenstoffwechsel, indem er knochenbildende Zellen (Osteoblasten) hemmt und knochenabbauende Zellen (Osteoklasten) aktiviert. Schon über zwei Gläser täglich (zum Beispiel 0,25 l Wein oder 0,5 l Bier) steigern das Frakturrisiko um 20 bis 30 Prozent, da Alkohol die Kalziumaufnahme mindert und Vitamin D senkt. Bei postmenopausalen Frauen beschleunigt Alkohol den Östrogenabbau, was den Knochenverlust verstärkt. Zu diesen Langzeiteffekten kommt aber auch noch ein Problem, das jeder mit einer gewissen „Trinkerfahrung" nur allzu gut kennt: Ein Schwips erhöht das Sturzrisiko erheblich, weil er Gleichgewicht, Reaktionen und Urteilsfähigkeit beeinträchtigt, was bei Osteoporose natürlich fatal sein kann. Am gesündesten ist, auf Alkohol ganz zu verzichten, aber wenn es bei einem gelegentlichen Konsum bleibt, können Sie auch mal ein Gläschen genießen. Halten Sie sich an maximal ein Glas (zum Beispiel 0,1 l Wein) pro Tag, mit mindestens zwei alkoholfreien Tagen pro Woche.

Alternative Ernährungsstile

Sie ernähren sich vegan, vegetarisch oder nach einem anderen speziellen Konzept? Das kann bei Osteoporose etwas knifflig werden. Worauf sollten Sie achten?

Ihre Knochen brauchen Kalzium, Vitamin D und ordentliche Eiweißportionen – also Nährstoffe, die mit pflanzlicher Ernährung oft schwieriger abzudecken sind. Ohne Milchprodukte oder Fisch droht ein Mangel, der Ihre Knochen schwächen kann. Mit kluger Planung kann es trotzdem funktionieren. Dazu erhalten Sie im Folgenden einige wertvolle Hinweise. Zur Wahrheit gehört jedoch, dass es kompliziert werden kann, beispielsweise eine vegane Ernährung knochengesund zu gestalten. Daher kann es sinnvoll sein, sich dazu professionelle Unterstützung zu holen. Eine zertifizierte Ernährungsfachkraft kann Sie gezielt dabei unterstützen, typische Nährstofflücken zu vermeiden und Ihre Knochen stark zu halten. Auch dann, wenn Sie mit Ihrem Körpergewicht zu kämpfen haben, Sie also zu viel oder auch zu wenig auf die Waage bringen, gibt es ein paar Dinge zu beachten, um diese Probleme auf eine nachhaltige und gesunde Art und Weise anzugehen. Ernährungsberater können Ihnen helfen, ein individuelles Konzept zu erstellen, das auch andere Erkrankungen, Über-, Untergewicht oder Unverträglichkeiten berücksichtigt. Von den Krankenversicherungen wird so eine professionelle Beratung bezuschusst, manchmal sogar vollständig finanziert. Voraussetzung dafür ist allerdings, dass Ihre Ärztin oder Ihr Arzt dies für sinnvoll erachtet. Sprechen Sie das Thema aktiv an.

Tipps und Tricks zum Rauchstopp

Jede Zigarette schwächt Ihren Knochenstoffwechsel, vergleichbar mit hohem Alkoholkonsum. Das Ergebnis? Raucher verlieren auf lange Sicht bis zu 10 Prozent Knochendichte und haben ein 40 Prozent höheres Frakturrisiko.

TIPP 1

Planen Sie Ihren Absprung. Setzen Sie ein klares Stopp-Datum, und sagen Sie es auch Ihrer Familie und Ihren Freunden – so bleibt der Druck hoch! Schreiben Sie auf, warum Sie aufhören wollen: stärkere Knochen, mehr Energie, weniger Gesundheitsrisiken.

TIPP 2

Ablenkung ist Trumpf. „Schmacht" nach einer Zigarette? Trinken Sie ein Glas Wasser, kauen Sie zuckerfreie Kaugummis oder machen Sie einen flotten Spaziergang im Grünen.

TIPP 3

Nutzen Sie Helferlein. Nikotinpflaster oder -kaugummis können starke Entzugserscheinungen lindern – sprechen Sie mit Ihrer Ärztin/Ihrem Arzt darüber. Apps wie „Rauchfrei" tracken Ihren Fortschritt und motivieren mit kleinen Belohnungen.

TIPP 4

Holen Sie sich Unterstützung. Eine Psychotherapeutin oder Selbsthilfegruppen geben Rückhalt. Tauschen Sie sich aus – andere Ex-Raucher wissen, wie's läuft!

TIPP 5

Belohnen Sie sich. Das gesparte Zigarettengeld können Sie in Dinge investieren, die Ihnen guttun: Erfüllen Sie sich aufgeschobene kleine Wünsche, schließen Sie ein Fitnessstudio-Abo ab, oder sammeln Sie das Geld in einer Spardose und gehen damit auf große Reise. Ihren Fantasien sind keine Grenzen gesetzt.

TIPP 6

Verzeihen Sie sich. Sie sind rückfällig geworden? Egal, das kann passieren. Wenn Sie es einmal geschafft haben, aufzuhören, schaffen Sie das auch noch mal – jetzt sind Sie ja schon geübt.
Nicht vergessen: Mit jedem rauchfreien Tag werden Ihre Knochen stärker, und jeder Tag ist ein guter Tag, eine gesunde Entscheidung zu treffen.

ERNÄHRUNGSBERATUNG MIT ZERTIFIKAT: Die Berufsbezeichnung „Ernährungsberater" ist nicht geschützt. Achten Sie daher auf Zertifizierungen einschlägiger Fachgesellschaften. Krankenkassen erstatten einen Teil der Kosten oder übernehmen diese komplett, wenn Ihre Ärztin oder Ihr Arzt Ihnen eine sogenannte medizinische Notwendigkeitsbescheinigung ausstellt.

Vegetarisch und vegan – das gibt es zu beachten

Vegetarisch oder vegan zu essen, kann bei Osteoporose etwas heikel sein, da beide Ernährungsweisen die Versorgung mit wichtigen Nährstoffen erschweren. Lassen Sie uns das genauer anschauen, damit Sie Ihre Knochen trotzdem jederzeit gut versorgen können. Vegetarisch heißt, kein Fleisch und Fisch, aber Milch und Eier sind erlaubt. Die vegane Ernährungsweise schließt alle tierischen Produkte aus. Beide Ernährungsweisen können Ihre Knochen überfordern, wenn wichtige Nährstoffe fehlen. Vegetarier haben einen Vorteil, weil sie Milchprodukte essen: Eine Scheibe Hartkäse (30 g, etwa 360 mg Kalzium) oder ein Becher Joghurt (200 g, 300 mg Kalzium) liefert bereits eine gute Basisversorgung mit Kalzium. Ohne Milchprodukte wird es schwieriger: Pflanzliches Kalzium, etwa aus Brokkoli (47 mg/100 g), kann vom Körper schlechter aufgenommen werden, da Oxalsäure die Aufnahme hemmt. Auch Eisen aus Nüssen (2,7 mg/100 g) oder Zink aus Hülsenfrüchten (zum Beispiel Linsen, 1 mg/100 g) brauchen zusätzliche Aufmerksamkeit: Diese Lebensmittel sollten für eine angemessene Versorgung regelmäßig Teil Ihres Speiseplans sein, besonders dann, wenn Sie wenig oder gar keine Milchprodukte essen.

Vegane Ernährung erfordert noch mehr Sorgfalt. Laut DGE sind Kalzium, Vitamin B12, Vitamin D, Vitamin A, Jod, Eisen, Zink, Magnesium und Vitamin K2 bei rein pflanzlicher Nahrung kritisch. Eine Kalziumzufuhr aus Tofu (350 mg/100 g, mit Kalziumsalzen) oder Grünkohl (150 mg/100 g) ist machbar, doch bei unter 525 mg/Tag steigt das Frakturrisiko um 30 Prozent. Vitamin B12 finden Sie nur in extra angereicherten Lebensmitteln wie Pflanzenmilch – ohne diese und ganz ohne regelmäßige Supplementierung droht ein Mangel, der Nerven und Knochen schädigt. Als Vitamin-D-Quelle kommen nur Sonnenlicht oder angereicherte Produkte (zum Beispiel Sojadrink) infrage. Ob dies wirklich reicht, lassen Sie am besten ärztlich überprüfen. Jod (Ziel: 200 µg/Tag) aus 2 bis 3 g jodiertem Salz täglich oder 5 g Nori-Algen pro Woche schützt Schilddrüsenhormone, die den Knochenstoffwechsel fördern. Pflanzliches Eisen, beispielsweise aus Linsen (2,7 mg/100 g) wird mit Vitamin-C-reichen Lebensmitteln wie Paprika besser aufgenommen, da es weniger bioverfügbar als Eisen aus Fleisch ist. Zink (Kürbiskerne, 10 mg/100 g) und Magnesium (Nüsse, 170 mg/100 g) unterstützen die Knochendichte, während Vitamin K2 (Natto, 100 µg/100 g) Kalzium in den Knochen einlagert. Veganer setzen auf Sauerkraut, weitere milchsauer fermentierte Gemüse (zum Beispiel Kimchi) oder fermentierte Sojaprodukte (Tempeh, Natto), um Vitamin K2 zu bekommen. Verwenden Sie kalziumreiches Gemüse, Algen, Nüsse und Samen täglich.

BITTE ERGÄNZEN: Vitamin B12 müssen Sie bei veganer Ernährungsweise auf jeden Fall zusätzlich einnehmen, daran geht überhaupt kein Weg vorbei. Falls Sie Mängel bei anderen Nährstoffen befürchten, sprechen Sie mit Ihrer Ärztin oder mit Ihrem Arzt über Supplemente für Vitamin D, Kalzium oder Jod.

Wenn Sie in unsere Tabelle (Seite 27) schauen, fragen Sie sich vielleicht: Warum sticht gerade Tofu als pflanzliche Kalziumquelle so deutlich heraus? Der Grund liegt in seiner Herstellungsweise: Tofu wird aus Sojamilch hergestellt, die meist durch Zugabe von Gerinnungsmitteln wie Kalziumsalzen fest wird – diese boosten den Kalziumgehalt. Die Menge variiert allerdings, in der Tabelle ist ein Durchschnittswert angegeben. Nicht jeder Tofu ist ein Kalzium-Champion. Prüfen Sie die Zutatenliste: Steht dort „Kalziumsulfat" oder „Kalziumchlorid", haben Sie einen Volltreffer. Naturtofu, oft mit Nigari (einem Magnesiumsalz) hergestellt, hat „nur" etwa 100 bis 150 mg Kalzium/100 g. Der etwas weichere Seidentofu ist wasserhaltiger und ebenfalls meist mit Nigari produziert, daher kommt er nur auf etwa 20 bis 50 mg Kalzium/100 g). Tofu, der mit Kalziumsulfat hergestellt wird, kann hingegen bis zu 400 mg/100 g erreichen. Studien zeigen, dass Kalzium aus Tofu gut bioverfügbar ist. Etwa 20 bis 30 Prozent werden vom Körper aufgenommen, ähnlich wie bei Milchprodukten.

Gut mit Vitamin A versorgt?

Sie wissen bereits, wie wichtig Vitamin A für Ihre Knochen ist. Doch als Veganer stehen Sie vor einer Herausforderung: Vitamin A kommt in pflanzlicher Form nur als Beta-Carotin vor, nicht als direkt verfügbares Retinol aus tierischen Quellen wie Leber. Der Haken? Ihr Körper wandelt Beta-Carotin nur teilweise in Retinol (siehe Seite 38) um, nur zu etwa 8 bis 20 Prozent. Das macht es schwer, den Bedarf zu decken, und erhöht das Risiko eines Mangels, der Ihre Knochen schwächen kann. Die Zufuhrempfehlung der DGE sieht 700 µg RE pro Tag für Frauen, 850 µg RE für Männer vor. Vegan lebende Menschen müssen ziemlich viel Beta-Carotin aufnehmen, um diese Werte zu erreichen, da die Umwandlung so ineffizient ist. Studien zeigen, dass sie oft niedrige Blutspiegel haben, besonders wenn sie wenig Fett zu Gemüse kombinieren, da Fett die Aufnahme von Beta-Carotin verbessert. Sorgen Sie daher für eine passende Portion Beta-Carotin: Füllen Sie Ihren Teller mit Lebensmitteln wie Süßkartoffeln (709 µg RE/100 g), Spinat (469 µg RE/100 g) oder getrockneten Aprikosen (191 µg RE/100 g). Eine Portion Karotten (150 g, 1253 µg RE) mit einem Schuss Olivenöl reicht aus, um die Zufuhrempfehlung locker zu decken – das Fett sorgt außerdem für eine gute Aufnahme. Angereicherte Pflanzenmilch (100–200 µg RE/250 ml, bitte Etikett prüfen) ist ein praktischer Helfer. Nahrungsergänzungsmittel (oft 750–1500 µg RE pro Dosis) können hingegen zu hoch dosiert sein, deshalb ist hier Vorsicht geboten: Das Bundesinstitut für Risikobewertung rät zu maximal 200 µg RE/Tag aus Supplementen, um Ihre Knochen nicht zu gefährden. Wenn Sie Anzeichen eines Mangels bemerken (dazu zählen zum Beispiel trockene Haut und Nachtblindheit), lassen Sie Ihren Vitamin-A-Spiegel per Bluttest checken. Sprechen Sie in jedem Fall vorher mit Ihrer Ärztin oder mit Ihrem Arzt, bevor Sie Supplemente einnehmen.

Für alle, die auf Fisch verzichten

Vegetarier und Veganer oder diejenigen, die Fisch aus anderen Gründen nicht konsumieren, sollten folgendes beachten: Langkettige Omega-3-Fettsäuren (EPA/DHA) schützen Ihre Knochen, indem sie Entzündungen hemmen, kommen aber bei totalem Verzicht auf Fisch schnell zu kurz. Vegetarier und Veganer bekommen sie aus

Algenöl, das ist die einzige lohnende pflanzliche Quelle (zum Beispiel 10 ml, ca. 250 mg EPA/DHA). Obwohl es im Handel aromatisierte Produkte, beispielsweise mit Zitrone oder Rosmarin gibt, treffen sie nicht jedermanns Geschmack, genauer gesagt können sie etwas tranig schmecken– wer schon mal Lebertran probiert hat, weiß ungefähr, was gemeint ist. Daher kann es komfortabler sein, Algenöl in Form von Kapseln einzunehmen. Lein- und Chiasamen liefern nur ALA (siehe Seite 22), die lediglich teilweise zu EPA und DHA umgewandelt werden kann.

SIND NAHRUNGSERGÄNZUNGSMITTEL VEGAN? Nicht alle Nahrungsergänzungsmitteln sind vegan, aber die meisten Nährstoffe gibt es auch in Form veganer Präparate, manchmal gewonnen mithilfe mikrobieller Fermentation. Wenn Ihnen das wichtig ist, sollten Sie beim Kauf gezielt darauf achten.

Einseitige Diäten? Besser nicht

Diäten sind gezielte Ernährungsweisen, oft zur Gewichtsregulierung oder aus anderen gesundheitlichen Gründen, die – vor allem bei unausgewogener Gestaltung – leider auch zu Nährstoffmangel führen können. Der Begriff Fehlernährung steht für eine unausgewogene, nicht ausreichende Zufuhr von Nährstoffen, die auch Normal- oder Übergewichtige betreffen kann, und das schadet der Knochengesundheit vor allem durch Mangel an Protein, Kalzium und weiteren bestimmten Mikronährstoffen. In eher wohlhabenden Ländern wie Deutschland resultiert eine Fehlernährung häufig aus einseitigen Diäten wie extrem kalorienreduzierten Crash-Diäten, unbewussten Nährstoffdefiziten durch Stress und Zeitmangel oder mangelndem Ernährungswissen. Auch wer viele Fertigprodukte und Süßigkeiten konsumiert, riskiert eine Fehlernährung, weil dann zwar reichlich Kalorien, aber zu wenig an wertvollen Nährstoffen die Ernährung bestimmen. Bei chronischen Erkrankungen und dauerhafter Einnahme bestimmter Medikamente können auch der Verbrauch und damit der Bedarf an manchen Nährstoffen erhöht sein.

Wie Sie bereits erfahren haben, können sowohl Untergewicht als auch Übergewicht Ihren Knochen schaden. Bei Untergewicht, also zu niedrigem Body Mass Index (BMI <18,5 – Sie können Ihren BMI mithilfe von BMI-Rechnern im Internet oder Apps berechnen), fehlt es meist an Muskelmasse, was die Sturzgefahr erhöht und den Knochenaufbau hemmt. Übergewicht (BMI ≥25) oder Adipositas (BMI ≥30) belastet die Knochen mechanisch, fördert aber auch zusätzlich sogenannte stille (also nicht direkt spürbare) Entzündungen, die den Knochenabbau begünstigen. Eine proteinreiche Ernährung (siehe Seite 20) stärkt in beiden Situationen Muskeln und Knochen: Bei Untergewicht sind 1,2 bis 2,0 g/kg (also eventuell noch mal eine Portion „obendrauf", siehe Seite 21) für den Muskelaufbau ideal. Um erfolgreich zuzunehmen, sollten Sie auch insgesamt etwas mehr essen (plus etwa 300 kcal/Tag), also größere Portionen verzehren oder mehr (gesunde) Snacks einbauen. Aber nur aus genügend Protein können Sie keine neuen oder eventuell zuvor verlorenen Muskeln wieder aufbauen, dafür brauchen Sie zusätzlich Bewegung oder ein gezieltes Training.

PROTEINE AUCH BEI ÜBERGEWICHT: Bei Übergewicht unterstützen 1,0 bis 1,5 Gramm Protein pro Kilogramm Normalgewicht die Muskelgesundheit (siehe Seite 21), allerdings dann ohne Kalorienüberschuss. Hier wäre es sinnvoll, die Kalorienzufuhr um etwa 500 kcal/Tag zu reduzieren, um etwas Gewicht zu verlieren. Das bedeutet, dass zwar an Kohlenhydraten und Fetten gespart werden muss, aber bitte nie bei der Proteinzufuhr.

Gesund zunehmen

Die meisten Menschen in Deutschland haben eher zu viel als zu wenig auf den Rippen. Viele haben das Ziel, abzunehmen, und finden dazu eine Fülle an Ratgebern und Tipps (was nicht heißt, dass das Vorhaben damit immer gelingt). Wer hingegen gern ein paar Kilo zulegen möchte, steht mit diesem Wunsch oft allein da. Untergewichtige Menschen haben es oft schwer, handfeste Tipps zu finden, wie sie auf gesunde Weise zunehmen und ihre Muskelmasse steigern können. Daher wollen wir darauf noch etwas genauer eingehen. Tatsächlich können Sie, wenn Sie zunehmen möchten, auch mal beherzt zulangen und sich Süßigkeiten oder eine Pizza schmecken lassen, aber eine ausgewogene Ernährung mit gesunden Lebensmitteln sollte immer die Grundlage bilden. Da ein Gramm Fett doppelt so viele Kalorien bringt wie ein Gramm Protein oder Kohlenhydrate, dürfen Sie gerne fettreiche Lebensmittel verzehren, zum Beispiel Avocado oder eine größere Portion Nüsse. Auch ein Löffel Oliven- oder Leinöl lässt sich zur Anreicherung in vielen Mahlzeiten unterbringen. Dass Fett per se ungesund sei, ist ein Mythos, Ängste sind hier – ganz besonders bei Untergewicht – unbegründet. Bei Milchprodukten sind die fettreicheren Varianten wie Sahne, Crème fraîche, griechischer Sahnejoghurt und vollfette Käsesorten genau richtig für Sie. Wenn es um Getränke geht, können Sie bei Untergewicht auch gerne zwischendurch etwas wählen, das Ihnen zusätzliche Kalorien bringt, ganz nach Geschmack. Zelebrieren Sie Ihr Essen in entspannter Atmosphäre und machen Sie sich Ihre Mahlzeiten appetitlich und liebevoll zurecht. Gönnen Sie sich was, Sie dürfen und sollen es sich leisten. Achten Sie auf regelmäßige Mahlzeiten, auch wenn der Appetit nicht immer riesig ist – eine Kleinigkeit ist besser als nichts. Genießen Sie Mahlzeiten in Gesellschaft. Sollte es trotz dieser Tricks und Kniffe mit dem Zunehmen überhaupt nicht funktionieren, kann Ursachenforschung wichtig sein. Auch wenn Sie in einem kurzen Zeitraum deutlich abgenommen haben und sich keinen Reim darauf machen können, ist es an der Zeit, darüber mit Ihrer Ärztin oder mit Ihrem Arzt zu sprechen, um herauszufinden, ob womöglich eine andere Erkrankung dahintersteckt.

Kapitel 3

FIT MIT OSTEOPOROSE

Während eine ausgewogene Ernährung die Basis für die Knochengesundheit legt, sorgt regelmäßige Bewegung dafür, dass Ihre Knochen belastbar bleiben und Stürze vermieden werden.

Wie Muskeln Ihre Knochen stärken

Ernährung und Bewegung gehen Hand in Hand beim Thema Osteoporose. Doch welche Bewegungsprogramme sind sinnvoll?

Bewegung ist der Schlüssel zu starken Knochen und einem aktiven Leben. Das gilt für alle Menschen, aber ganz besonders auch dann, wenn bereits eine Osteoporose diagnostiziert wurde. Viele Betroffene bewegen sich jedoch besonders vorsichtig, weil sie um die Brüchigkeit ihrer Knochen wissen. Nun ist Vorsicht zwar immer sinnvoll, sie sollte aber keinesfalls dazu führen, dass Sie weniger aktiv sind oder Sport meiden. Denn es ist gerade Bewegung, die Ihnen Sicherheit gibt: weil sie Ihre Knochen stärkt und Ihren Gleichgewichtssinn schult. In diesem Kapitel erfahren Sie, wie Muskeln und Knochen zusammenarbeiten und welche Sportarten und Übungen geeignet sind, um (wieder) aktiv zu werden. Nehmen Sie Bewegung auf – für mehr Stärke, Sicherheit und Lebensqualität im Alltag.

Um die Muckis, falls nötig, aufzubauen, aber in jedem Fall, um sie zu erhalten, geht es nicht ohne regelmäßige Bewegungseinheiten. Das kann Ihnen auch eine proteinreiche Ernährung nicht abnehmen, es funktioniert also nur in Kombination. Tatsächlich ist es so, dass wir mit dem Alter immer mehr an Muskelmasse und Muskelkraft verlieren. Der Fachbegriff dazu lautet Sarkopenie. Das Risiko für Ihre Knochen liegt auf der Hand: Da Muskeln und Knochen eine funktionelle Einheit bilden, erhöhen schwache Muskeln die Sturzgefahr, was bei Osteoporose oft zu Knochenbrüchen führt. Seit Langem ist bekannt, dass Muskeln durch regelmäßige mechanische Belastung den Knochenaufbau fördern, doch bei Sarkopenie ist dieser Reiz etwas geschwächt, was auf Dauer die Knochendichte mindert. Da hilft nur Eigeninitiative! Krafttraining stärkt Muskeln und Knochen zugleich, während eine angemessene Proteinzufuhr die Muskelmasse unterstützt. Ausreichendes Vitamin D verbessert die Muskelfunktion und reduziert das Sturzrisiko. Das ist ein guter Grund, sportliche Aktivitäten eventuell im Freien durchzuführen und dabei etwas Sonnenschein zu genießen.

Sicher stehen, sicher gehen

Ein weiteres wichtiges Thema, wenn es um Sport und Osteoporose geht, ist die Sturzprophylaxe. Gemeint ist damit ein Training, das darauf abzielt, Sie für einen aktiven Alltag sicher aufzustellen, also Stürze zu vermeiden. Übungen wie die „Baumhaltung" im Yoga oder das Stehen auf einem Bein fördern die Balance und können das Sturzrisiko deutlich senken. In einem (eventuell auf Ihr Alter oder Ihre Bedürfnisse abgestimmten) Yoga- oder Tai-Chi-Kurs erlernen Sie jahrtausendealte Bewegungsmuster, von denen nicht nur Ihre Fitness, sondern auch Ihr Nervensystem profitiert. Die Übungen erfordern Balance, und falls das am Anfang noch wacklig sein sollte, lernen Sie, genauer gesagt Ihr Nervensystem, mit zunehmender Praxis automatisch, sich besser auszutarieren. Wenn Sie nun in irgendeiner Situation doch einmal durch Unachtsamkeit ins Straucheln geraten, kann ein solches Training den entscheidenden Unterschied ausmachen – und mit der Balance kehrt auch die Sicherheit zurück.

TRAINIEREN SIE IHRE REFLEXE! Schonung ist nicht der richtige Ansatz, um folgenreiche Stürze zu vermeiden. Denn wer nichts tut, wird Probleme haben, in unvorhersehbaren Situationen angemessen schnell zu reagieren. Da es sich um antrainierte Reflexe handelt, ist Regelmäßigkeit hier wichtig.

Weitere Möglichkeiten, diese Fähigkeit zu trainieren, finden Sie in jedem Fitnessstudio und ähnlichen Einrichtungen. Lassen Sie sich von ausgebildeten Trainern beraten, welche Art von Übungen und welcher Schwierigkeitsgrad für Sie passend sind. Wenn Sie schon fortgeschritten sind in Ihrem Übungsrepertoire und sich sicher genug fühlen, können Sie viele Übungen auch zu Hause oder an der frischen Luft machen. Vielleicht ist es für Sie auch motivierend, das mit Unterstützung durch Anleitungs-Videos zu tun. Es gibt viele gut geeignete, abwechslungsreiche Gratisangebote im Internet. Plattformen wie YouTube bieten zum Beispiel Videos für Osteoporose-Gymnastik vom Deutschen Osteoporose-Bund.

Jede Bewegung zählt – schon zehn Minuten am Tag machen einen Unterschied! Wenn Sie bereits eine fortgeschrittene Osteoporose haben, lassen Sie sich bitte von einem Physiotherapeuten professionell beraten, um Übungen zu finden, mit denen Sie Ihren Gleichgewichtssinn auf sichere Art trainieren können.

Kraft und Ausdauer trainieren

Sturzprophylaxe fördert Ihre Koordination. Zu einem knochenfreundlichen Training gehört weiterhin auch, Kraft und Ausdauer durch gezielte Belastungen zu stärken. Dazu müssen Sie keinen Leistungssport betreiben. Schon Aktivitäten wie Spaziergänge, Treppensteigen oder leichte Gartenarbeit können als Basisprogramm viel ausmachen. Entscheidend ist, dass Sie eine Form der Bewegung harmonisch in Ihren Alltag einbauen. Regelmäßige Bewegung, insbesondere durch Kraft- und Ausdauertraining, kann die Knochendichte um 3 bis 5 Prozent steigern und so das Frakturrisiko senken.

Besonders effektiv sind Übungen, die die Knochen mechanisch belasten wie Kniebeugen mit Stuhlunterstützung, Liegestütze an der Wand oder das Heben leichter Hanteln (1–2 kg reichen aus). Für ältere oder weniger mobile Betroffene eignet sich Sitzgymnastik oder Training mit Widerstandsbändern, um die Muskulatur schonend zu stärken. Solche Übungen stärken die Muskeln und fördern den Knochenaufbau, vor allem an Wirbelsäule und Hüfte. Für Einsteiger sind zwei bis drei Einheiten à 15 bis 20 Minuten pro Woche ideal.

Ausdauertraining wie zügiges Gehen oder Nordic Walking (30 Minuten, 3- bis 4-mal pro Woche) verbessert die Durchblutung und die allgemeine Fitness, ohne die Gelenke zu überlasten. Schwimmen oder Aqua-Fitness sind gelenkschonend, aber weniger effektiv für den Knochenaufbau, da die Belastung auf die Knochen im Wasser fehlt. Bei chronischen Gelenkschmerzen kann es dennoch sinnvoll sein, Bewegungseinheiten ins (möglichst nicht zu kalte) Wasser zu verlegen. Wer sich dafür fit genug fühlt, kann auch leichtes Joggen ausprobieren, sofern das persönliche Sturzrisiko gering ist – vorsichtig und nur, solange es sich gut anfühlt. Radfahren kommt dann infrage, wenn Sie sich dabei wirklich sicher fühlen und sich möglichst nicht im dichten Straßenverkehr aufhalten. Fahren Sie in moderatem Tempo dort, wo es nicht zu hektisch zugeht.

Grundsätzlich sollten Sie mit kurzen Bewegungseinheiten (10–15 Minuten) beginnen und die Intensität nach und nach steigern. Vor Programmstart sollten Sie Ihre Ärztin oder Ihren Arzt konsultieren, das gilt vor allem bei fortgeschrittener Osteoporose oder früheren Frakturen. Die richtige Technik ist entscheidend: Lassen Sie sich von einem Trainer oder Physiotherapeuten die korrekte Ausführung von Bewegungsabläufen zeigen, um Verletzungen zu vermeiden. Bei Unsicherheit können Gehstöcke oder rutschfeste Schuhe die Sicherheit erhöhen.

Muskeln dehnen

Dehnübungen spielen eine wichtige Rolle in Bewegungsprogrammen bei Osteoporose, da sie Ihre Beweglichkeit fördern und die Sicherheit im Alltag erhöhen. Sie helfen Ihnen, verspannte Muskeln zu lockern, die Gelenkflexibilität zu verbessern und die Haltung zu stabilisieren, was das Sturzrisiko senken kann. Wie Studien zeigen, reduziert das regelmäßige Dehnen die Muskelspannung und unterstützt die Koordination, was besonders bei Osteoporose wichtig ist, um Bewegungen geschmeidiger zu machen. Ein erweiterter Bewegungsradius trägt dazu bei, dass Sie sich – ergänzend zur eingeübten Sturzprophylaxe – besser abfangen können, wenn Sie ins Straucheln geraten. Einfache Übungen, wie das sanfte Dehnen der Oberschenkel oder das Öffnen der Schultern, können Sie täglich für 5 bis 10 Minuten machen, zum Beispiel nach einem Spaziergang oder als Morgenroutine. Diese Übungen fördern die Durchblutung und bereiten Muskeln und Faszien auf andere Aktivitäten wie Krafttraining vor, ohne die Knochen zu belasten. Doch Vorsicht: Nicht alle Dehnübungen sind bei Osteoporose geeignet. Vermeiden Sie tiefe Vorwärtsbeugen, Drehungen der Wirbelsäule und Übungen, die die Knochen überlasten könnten. Solche Bewegungen können das Frakturrisiko erhöhen, besonders an der Wirbelsäule. Lassen Sie sich von einem Physiotherapeuten beraten, um sichere Dehnübungen zu lernen, zum Beispiel liegendes Dehnen oder Übungen mit Stuhlunterstützung. So bleiben Sie beweglich, ohne Ihre Knochen zu gefährden. Dehnübungen runden Ihr Bewegungsprogramm ab und helfen Ihnen, Ihren Alltag mit mehr Leichtigkeit und Sicherheit zu meistern.

Überlasten Sie sich nicht

In Bewegung zu kommen, ist essenziell. Aber gehen Sie es gemächlich an, um Verletzungen oder Überlastung vorzubeugen. Sogenannte Ermüdungsbrüche, auch Stressfrakturen genannt, sind kleine Risse oder Schwächungen im Knochen, die durch wiederholte mechanische Belastung entstehen, ohne dass ein akutes Trauma (wie bei einem Sturz oder Unfall) vorliegt. Bei Osteoporosepatienten sind sie besonders relevant, da die geschwächte Knochendichte das Risiko erhöht. Studien zeigen, dass Stressfrakturen bei Osteoporose bis zu 20 Prozent häufiger auftreten können. Sie treten häufig in stärker belasteten Knochen wie Schienbein, Fuß oder Hüfte auf, oft durch sich wiederholende Aktivitäten wie intensives Laufen oder Springen. Symptome sind lokaler Schmerz, der bei Belastung zunimmt, und Schwellungen. Zur Vorbeugung sind moderate, gelenkschonende Bewegungen wie zügiges Gehen oder Nordic Walking geeignet, während Sportarten mit hohem Aufprallrisiko wie schnelleres Joggen oder Skifahren vermieden werden sollten. Wenn Sie mit dem Sport beginnen, fangen Sie langsam an. Der Körper braucht Zeit, um sich an ungewohnte Belastungen zu gewöhnen, und ist empfindlich, wenn man ihm zu viel abverlangt. Schließlich ist, wenn Sie sich verletzen, eine längere Zwangspause angesagt, was doch recht ärgerlich wäre, auch wenn so eine Fraktur normalerweise gut wieder ausheilt.

Stabil in Bewegung

Selbstwirksamkeit ist Trumpf bei Osteoporose. Aber wie können Sie verhindern, dass die Angst vor Frakturen Sie ausbremst?

„Keine Angst" … Das ist leicht gesagt. Osteoporose kann beängstigend sein, besonders, wenn Sie vielleicht schon mal unglücklich hingefallen sind oder sogar Knochenbrüche erleiden mussten. Dann ist es leicht nachvollziehbar, wenn Sie vor Sport oder auch manchen alltäglichen Bewegungen Angst haben. Doch nur durch Bewegung können Sie das Vertrauen in Ihren Körper zurückgewinnen – ein Dilemma. Ängste zu haben ist normal, aber es ist nicht hilfreich, wenn Sie sich deshalb „einigeln". Respekt vor potenziell gefährlichen Situationen und daraus resultierende Vorsicht sind sinnvoll und notwendig und schützen uns davor, zu waghalsig zu sein. Angst dagegen kann Sie ausbremsen, wenn Sie ihr zu viel Raum geben. Jede Aktivität – ein Spaziergang im Park, ein Tanzabend mit Freunden oder etwas leichte Gartenarbeit – stärkt nicht nur Ihre Knochen, sondern auch Ihr Selbstbewusstsein, und das ist die beste Medizin gegen die lähmende Angst vorm Fallen.

Hören Sie auf Ihren Körper

Achten Sie bei Bewegungsprogrammen auf Warnzeichen, um Überlastung und schlimmstenfalls Stressfrakturen zu vermeiden und auf gesunde Art zu trainieren.

ANHALTENDER ODER ZUNEHMENDER SCHMERZ

Schmerzen in Knochen oder Gelenken, die während oder nach dem Training auftreten und nicht innerhalb weniger Stunden abklingen, können auf Überlastung hindeuten. Besonders Schmerzen im Schienbein, Fuß oder der Hüfte sind Warnsignale für mögliche Stressfrakturen

SCHWELLUNGEN ODER EMPFINDLICHKEIT

Eine lokale Schwellung oder Druckempfindlichkeit an einer Stelle des Knochens kann ein Hinweis auf eine beginnende Stressfraktur sein.

ERSCHÖPFUNG ODER MUSKELSCHWÄCHE

Wenn Muskeln während des Trainings ungewöhnlich schnell ermüden oder stark zittern, ist dies ein Zeichen für Überlastung. Dies erhöht das Sturzrisiko, was bei Osteoporose gefährlich ist.

UNGEWOHNTES UNBEHAGEN

Ein Gefühl von „etwas stimmt nicht" in einem Gelenk oder Knochen, auch ohne starken Schmerz, sollte ernst genommen werden.

EINGESCHRÄNKTE BEWEGLICHKEIT

Wenn Bewegungen, die normalerweise leichtfallen, plötzlich schwer oder schmerzhaft werden, ist eine Pause nötig.

TIPPS ZUR VERMEIDUNG:

Beginnen Sie mit kurzen Einheiten (10–15 Minuten) und steigern Sie langsam.
Vermeiden Sie Sportarten mit hohem Aufprallrisiko wie Ballsportarten oder Springen.
Achten Sie auf die richtige Technik und lassen Sie sich von einem Trainer oder Physiotherapeuten anleiten, wenn Sie noch unerfahren sind. Wiederholen Sie dies hin und wieder, denn mit der Zeit können sich Fehler einschleichen, die man selbst nicht wahrnimmt.
Machen Sie rechtzeitig Pausen, wenn Sie Schmerzen oder Erschöpfung spüren.

Wenn verdächtige Symptome länger als ein paar Tage anhalten, schonen Sie sich für ein paar Tage und konsultieren Sie einen Facharzt (Orthopäde), wenn es nicht besser wird. **Bestehen Sie** in diesem Fall auf einem zeitnahen Termin!

Angst, verzieh dich!

Die beste Bewegungsform ist diejenige, die Sie mit Freude und Kontinuität betreiben. Wählen Sie also, was Ihnen Freude bereitet, und machen Sie entspannte Bewegung zu einem festen Bestandteil Ihres Lebens. So gewinnen Sie nicht nur Stärke, sondern auch Lebensfreude. Fangen Sie mit kleinen Schritten an: Ein kurzer Gang durchs Viertel, ein Moment tiefen Durchatmens oder Morgengymnastik nach Anleitung können den Anfang machen. Jeder Fortschritt ist ein kleiner Sieg über Ängste und Sorgen. Bewegung hilft Ihnen, ein selbstbestimmtes Leben zu führen. Lassen Sie sich von kleinen Erfolgen motivieren. Wandeln Sie Dinge, die Ihnen Spaß machen, in eine alltäglichen Routine um und genießen Sie alles, was möglich ist. So gestalten Sie Ihr Leben stark, sicher und voller Freude – trotz Osteoporose. Wenn Sie morgens aufwachen und wieder Vorfreude auf anstehende Aktivitäten verspüren, sind Sie schon einen Riesenschritt vorwärtsgekommen!

ÜBER ÄNGSTE SPRECHEN: Aber was, wenn die Angst einfach nicht weggehen will? Sprechen Sie mit Menschen in Ihrem Umfeld darüber, denn es gibt überhaupt keinen Grund, sich für Ängste aller Art zu schämen. Sich mitzuteilen hilft bei der Bewältigung der eigenen Angst und lässt andere wissen, wie und wobei sie Sie unterstützen können. Wenn Angst Sie dauerhaft zu sehr lähmt, sollten Sie nicht zögern, mit Ihrer Ärztin oder mit Ihrem Arzt nach Lösungen zu suchen.

Stress reduzieren und entspannt bleiben

Noch ein Grund, sich der Angst zu stellen: Angst ist ein Stressfaktor. Aber auch, wenn Sie erfreulicherweise kaum mit Ängsten zu kämpfen haben, kann Stress für Sie ein Thema sein. Denn es gibt bekanntlich unzählige Dinge, die uns „stressen" können. Alltagsstress, den kennt wirklich jeder. Dass Stress nicht gesund ist, haben Sie sicher auch schon gehört. Das gilt leider auch für Ihre Knochen: Wenn Sie ständig im Stress sind, wirkt sich das, oft unbemerkt, auf Ihre Knochengesundheit aus. Denn dauerhafter Stress lässt das Hormon Cortisol ansteigen (siehe Seite 17), das die Knochendichte mindern und Muskeln schwächen kann. Gleichzeitig kann er Ihre Konzentration beeinträchtigen, was das Risiko für Stolpern und Stürze erhöht. Anhaltender Stress stört unser vegetatives Nervensystem, das Herzschlag, Atmung und Muskelreaktionen steuert. Ein überaktives sympathisches Nervensystem – das ist der „Kampf-oder-Flucht"-Modus – kann die Muskelspannung erhöhen und die Koordination beeinträchtigen, was das Sturzrisiko steigert. Umgekehrt fördert ein ausgeglichenes parasympathisches Nervensystem – der „Ruhe- und Erholungsmodus" – Entspannung und bessere Körperkontrolle. Sie sehen also, es lohnt sich, Stress zu reduzieren, nicht nur, weil Sie sich dann wohler fühlen (was allein schon viel wert wäre), sondern auch, weil es Ihrer Knochengesundheit zugutekommt und letztlich auch dazu beiträgt, Brüche zu verhindern.

Zum Glück gibt es viele einfache Techniken, die Ihnen helfen, zu entspannen. Dazu zählen etwa die tiefe Bauchatmung, bei der Sie jeweils fünf Sekunden ganz ruhig ein- und ausatmen, aber auch ausgiebiges Gähnen, Singen und Summen oder eine 10-minütige Meditation aktivieren das parasympathische Nervensystem, senken das Cortisol-Level und verbessern die Muskelkoordination. Auch sanfte Dehnübungen oder ein Spaziergang in der Natur können das Nervensystem beruhigen und Stress abbauen. Regelmäßige Entspannung stärkt Ihre mentale und körperliche Widerstandskraft gleichermaßen.

Unterstützung annehmen

Egal, ob Sie beim Start Ihres Trainings unsicher sind, ob Ihnen die Angst vor Verletzungen zu schaffen macht oder ob Sie einfach das Gefühl haben, dass Ihnen Ihre Erkrankung oder andere Belastungen zu viel werden, ein wichtiger Rat gilt immer: Zögern Sie nicht, bei Bedarf Hilfe in Anspruch zu nehmen. Unterstützung durch Profis, Freunde oder Angehörige kann es Ihnen ermöglichen, dass Sie sicher aktiv werden und es auch bleiben. Unabhängig von Ihrem Alter oder Fitnesslevel können gezielte Hilfen und ein starkes soziales Netzwerk Sie auch in Ihrem Leben mit Osteoporose unterstützen. Wenn Sie im Alltag etwas mehr Entlastung brauchen, erkundigen

Mehr Sicherheit im Alltag

In Ihrem Wohnumfeld oder auch unterwegs gibt es einige Dinge, die Sie vorausschauend beachten sollten, um Stürze so gut wie möglich zu vermeiden.

CLEVERE STURZPRÄVENTION IM ALLTAG BEDEUTET:

Räumen Sie Stolperfallen wie lose Teppiche weg, beziehungsweise legen Sie eine rutschfeste Unterlage darunter.

Vermeiden Sie glatte Böden, besonders in Küche oder Flur. Rutschfeste Matten können zusätzlichen Halt bieten.

Sorgen Sie für Griffe und rutschfeste Unterlagen im Badezimmer, um zu vermeiden, dass Sie in Badewanne oder Dusche ausrutschen.

Tragen Sie rutschfeste, bequeme Schuhe, in denen Sie ausreichend Halt haben. Nutzen Sie beim Treppensteigen das Geländer zur Unterstützung.

Sorgen Sie jederzeit für gute Beleuchtung, auch unterwegs, führen Sie eine Taschenlampe mit.

Achten Sie beim Spazierengehen auf feste Wege, und falls es doch einmal unwegsam werden sollte, behalten Sie den Untergrund immer im Blick.

Vorsicht bei herausfordernden Wetterbedingungen: Bei Regen, Schnee oder Eis sollten Sie besonders achtsam sein. Verwenden Sie Schuhe mit starkem Grip und meiden Sie rutschige Wege.

Sicher unterwegs: Nutzen Sie bei längeren Wegen öffentliche Verkehrsmittel oder lassen Sie sich begleiten, um Überanstrengung zu vermeiden.

Bei Unsicherheit können Hilfsmittel wie Gehstöcke oder Rollatoren die Stabilität erhöhen – lassen Sie sich von einem Orthopädietechniker beraten, um das passende Hilfsmittel zu finden.

Notfallplan bereithalten: Halten Sie ein Mobiltelefon oder ein Notrufgerät griffbereit, besonders wenn Sie allein sind. Speichern Sie wichtige Kontakte wie Arzt oder Angehörige, um im Notfall schnell Hilfe zu rufen.

Regelmäßige Gesundheitschecks: Lassen Sie Sehkraft und Hörvermögen regelmäßig überprüfen, da eingeschränkte Sinne das Sturzrisiko erhöhen können.

Sie sich nach für Sie passenden Hilfsangeboten und sozialen Netzwerken in Ihrer Nähe. Alltägliches wie Einkaufen, Putzen oder Erledigungen können professionelle oder private Helfer für Sie übernehmen. Vielleicht können Freunde oder Nachbarn auch beim Tragen schwerer Taschen helfen, sodass Sie Energie für Bewegung übrig haben, die Ihrem Fitnesslevel entspricht und Ihre Knochengesundheit gezielt fördert. Das entlastet Sie, verringert das Risiko, sich zu überanstrengen, und schafft Freiraum für Aktivitäten, die Ihnen Freude bereiten.

Ein unterstützendes soziales Netzwerk gibt zudem Rückhalt und Motivation. Das können Freunde oder Angehörige sein, die Sie zu einem Spaziergang begleiten oder mit Ihnen einen Kaffee trinken und so Ihren Alltag bunter machen. Besonders wertvoll sind auch Selbsthilfegruppen, die Sie zum Beispiel über den Bundesselbsthilfeverband für Osteoporose e. V. finden können: Hier treffen Sie Menschen, die Ihre Erfahrungen teilen, tauschen praktische Tipps aus und finden neuen Mut. Solche Gruppen bieten Treffen oder gemeinsame Aktivitäten wie Spaziergänge an, die Ihre Gesundheit fördern und Ihr Selbstvertrauen stärken. Auch lokale Angebote wie beispielsweise Nachbarschaftsgruppen oder Freizeitvereine schaffen Gemeinschaft – sei es bei einem Kaffeeklatsch, einem Ausflug oder einem Bastelnachmittag. Studien zeigen, dass enge soziale Kontakte Stress abbauen, die Lebensqualität steigern und sogar das Sturzrisiko indirekt senken, da Sie entspannter und aufmerksamer sind, wenn Sie regelmäßig Kontakte pflegen. Ob ein Plausch mit der Nachbarin oder ein Treffen mit der Selbsthilfegruppe, all diese Verbindungen geben Ihnen Kraft.

Doch nun ist es endlich an der Zeit, sich mit unseren genussvollen Rezepten vertraut zu machen: Probieren Sie die knochenfreundlichen Gerichte aus, am besten gemeinsam mit Angehörigen oder Freunden. Setzen Sie sich an den reich gedeckten Tisch, um die kulinarischen Freuden zu genießen. Mit diesen abwechslungsreichen Rezepten versorgen Sie sich und Ihre Knochen mit einer gesunden, auf die Tücken der Osteoporose abgestimmten Ernährungsweise.

Kapitel 4

REZEPTE

Die folgenden Symbole helfen bei der Orientierung. Achten Sie darauf, dass es bei manchen Rezepten darauf ankommt, welche Variante Sie wählen. Ein Porridge mit Reisdrink oder Wasser ist zum Beispiel vegan und glutenfrei, eines mit laktosefreier Milch vegetarisch und glutenfrei, und eine Variante mit Haferdrink ist nur dann glutenfrei, wenn der verwendete Drink als solcher gekennzeichnet ist.

Vegetarisch **Glutenfrei** **Vegan** **Laktosefrei**

kcal / Kilokalorie **E /** Eiweiß **F /** Fett **KH /** Kohlenhydrate **BST /** Ballaststoffe

FRÜHSTÜCK

GELBE SMOOTHIE-BOWL

1 Mango schälen, Fruchtfleisch vom Stein schneiden und grob würfeln. Mango mit Joghurt (oder Alternative), Nussmus und Kleie in ein hohes Gefäß geben und mit dem Pürierstab fein pürieren.

2 Masse auf zwei Bowls oder Tellern verteilen und mit Granola servieren.

Hinweis: Vollmilchjoghurt enthält pro 100 g knapp 4 g Protein und etwa 120 mg Kalzium – beides unentbehrlich für eine knochengesunde Ernährung. Vegane Alternativen bieten meist weniger Proteine, jedoch gibt es solche, die einen vergleichbaren Anteil Kalzium mitbringen. Ein Blick auf die Verpackung lohnt sich.

ZUTATEN FÜR 2 PORTIONEN

- **1 große frische Mango (ersatzweise 300 g TK-Mango, aufgetaut)**
- **250 g Vollmilchjoghurt oder vegane Joghurt-Alternative**
- **30 g Nussmus**
- **2 EL Hafer- oder Weizenkleie (20 g)**
- **ca. 75 g Granola (siehe Seite 150) oder Müsli**

Pro Portion: 407 kcal, 13 g E, 16 g F, 47 g KH, 7 g BST, 204 mg Kalzium
15 Minuten Zubereitungszeit

HÜTTENKÄSE MIT ZIMT-APFEL

ZUTATEN FÜR 2 PORTIONEN

- **50 g Haferflocken (nach Wunsch fein oder grob)**
- **25 g Walnüsse**
- **1 großer Apfel (ca. 250 g)**
- **1 EL Butter (15 g)**
- **100 g Vollmilchjoghurt**
- **2 EL Zitronensaft**
- **1 TL Zimt**
- **200 g Hüttenkäse**
- **2 EL Ahornsirup**

1 Haferflocken in einer Schüssel mit 5 EL heißem Wasser mischen.

2 Nüsse grob hacken. Apfel nach Wunsch schälen und das Fruchtfleisch in feine Spalten schneiden oder würfeln.

3 Butter in einer Pfanne erhitzen und den Apfel und die Nüsse darin 5 Minuten dünsten.

4 Joghurt, Zitronensaft, Zimt und Hüttenkäse mit den Haferflocken verrühren und auf zwei Tellern verteilen. Warme Apfel-Nuss-Mischung und je 1 EL Ahornsirup darauf verteilen. Mit etwas Zimt bestäuben.

Hinweis: Haferflocken und Walnüsse liefern Ballaststoffe sowie gesunde Fette, die den Knochenstoffwechsel unterstützen können. Joghurt und Hüttenkäse sind gute Kalzium- und Eiweißquellen, wichtig für den Erhalt der Knochendichte.

Pro Portion: 464 kcal, 21 g E, 20 g F, 45 g KH, 6 g BST, 176 mg Kalzium
10 Minuten Zubereitungszeit

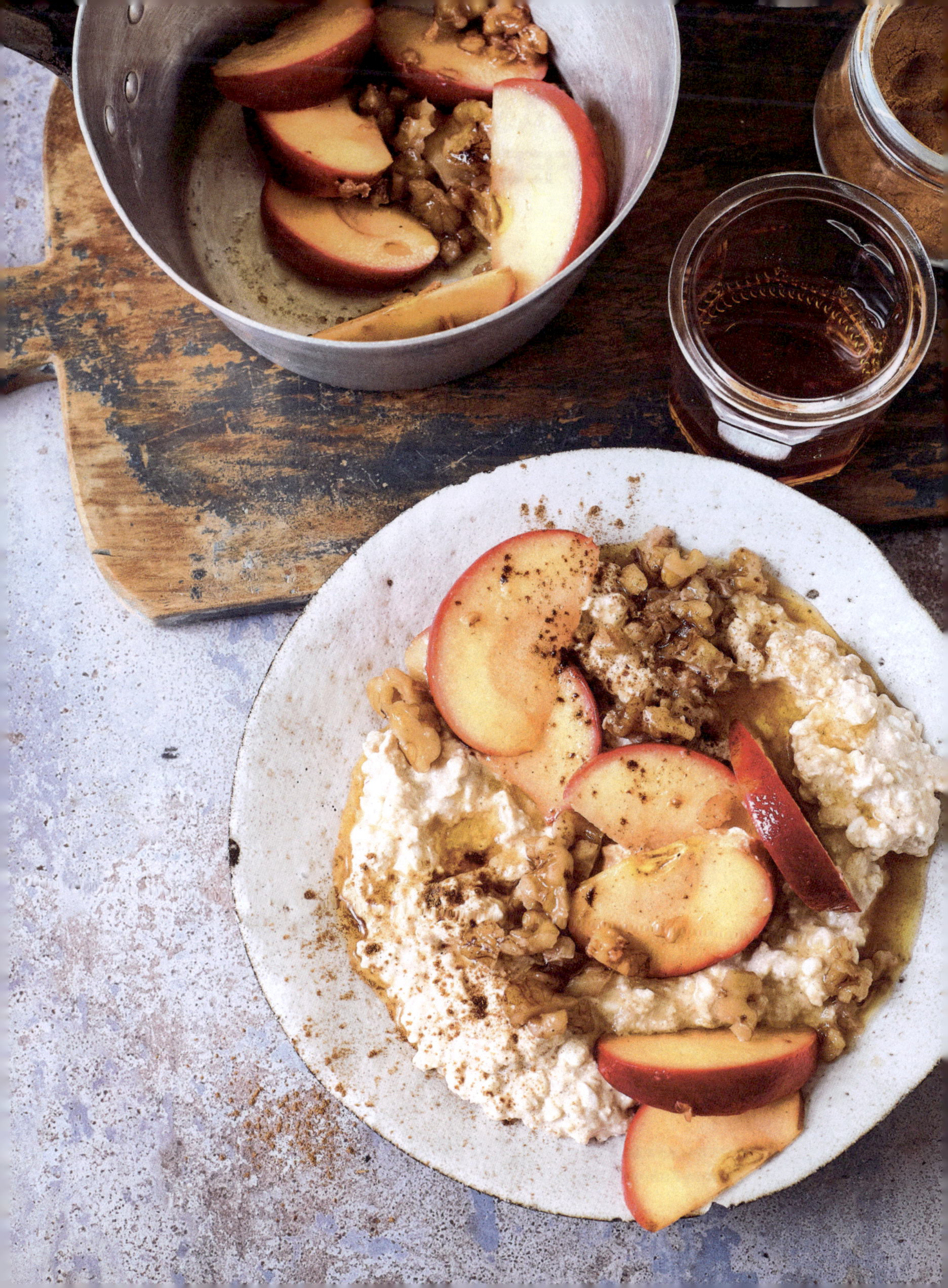

GOLDEN MILK HIRSEPORRIDGE

ZUTATEN FÜR 2 PORTIONEN

- **300 ml Milch (ersatzweise Hafermilch)**
- **½ TL Kurkuma**
- **½ TL Zimt**
- **Optional etwas geriebener Ingwer nach Geschmack**
- **100 g Hirse**
- **1 EL Honig**
- **Saft und Abrieb von ½ Bio-Zitrone**
- **ca. 150 g frische Früchte der Saison oder Kompott mit wenig Zucker (z. B. ½ Apfel und 4–6 EL pürierte Brombeeren)**
- **2 EL Nussmix (siehe Seite 149) oder Nüsse nach Wahl**

1 Milch mit Kurkuma, Zimt und Ingwer in einem Topf aufkochen. Hirse in einem Sieb unter fließendem Wasser abspülen, zugeben und bei milder Hitze zugedeckt etwa 20 Minuten köcheln lassen.

2 Hirseporridge mit Honig, Zitronensaft und -abrieb abschmecken und auf zwei Tellern verteilen. Mit frischen Früchten oder Fruchtkompott und Nüssen servieren.

Hinweis: Dieses leckere Soulfood bietet einen großartigen Nährstoffmix; Proteine aus der Milch treffen auf Kalzium, Magnesium, Eisen und Ballaststoffe aus der Hirse. Kurkuma, Zimt und Ingwer werden antioxidative und entzündungshemmende Wirkungen zugerechnet, und Nüsse punkten unter anderem mit Proteinen und wertvollen Fetten.

Pro Portion: 446 kcal, 13 g E, 17 g F, 57 g KH, 5 g BST, 222 mg Kalzium
25 Minuten Zubereitungszeit

BUTTERMILCH-WAFFELN

1 Das Waffeleisen erhitzen.

2 Mehl, Mandelmehl, Zucker, Salz und Backpulver in einer kleinen Schüssel mischen. Ei und Buttermilch zugeben und zu einem glatten Teig verrühren. Mandeln unterrühren.

3 Teig portionsweise ins Waffeleisen füllen und 4 Minuten knusprig backen. Ergibt 4 rechteckige Waffeln.

Hinweis: Buttermilch ist leider etwas aus der Mode gekommen – schade eigentlich, denn das natürliche Produkt enthält nahezu ebenso viel Protein wie Milch, dabei aber deutlich weniger Fett und dadurch weniger Kalorien.

ZUTATEN FÜR 2 PORTIONEN

- **100 g Mehl (Weizenmehl Type 550 oder Dinkelmehl Type 630)**
- **1 EL Mandelmehl**
- **1 TL Zucker**
- **1–2 Msp. Salz**
- **1 TL Backpulver**
- **1 Ei (Gr. M)**
- **150 ml Buttermilch (ersatzweise Milch)**
- **20 g gehackte Mandeln oder Mandelblättchen**

Pro Portion (2 Waffeln): 340 kcal, 18 g E, 9 g F, 42 g KH, 4 g BST, 130 mg Kalzium
15 Minuten Zubereitungszeit

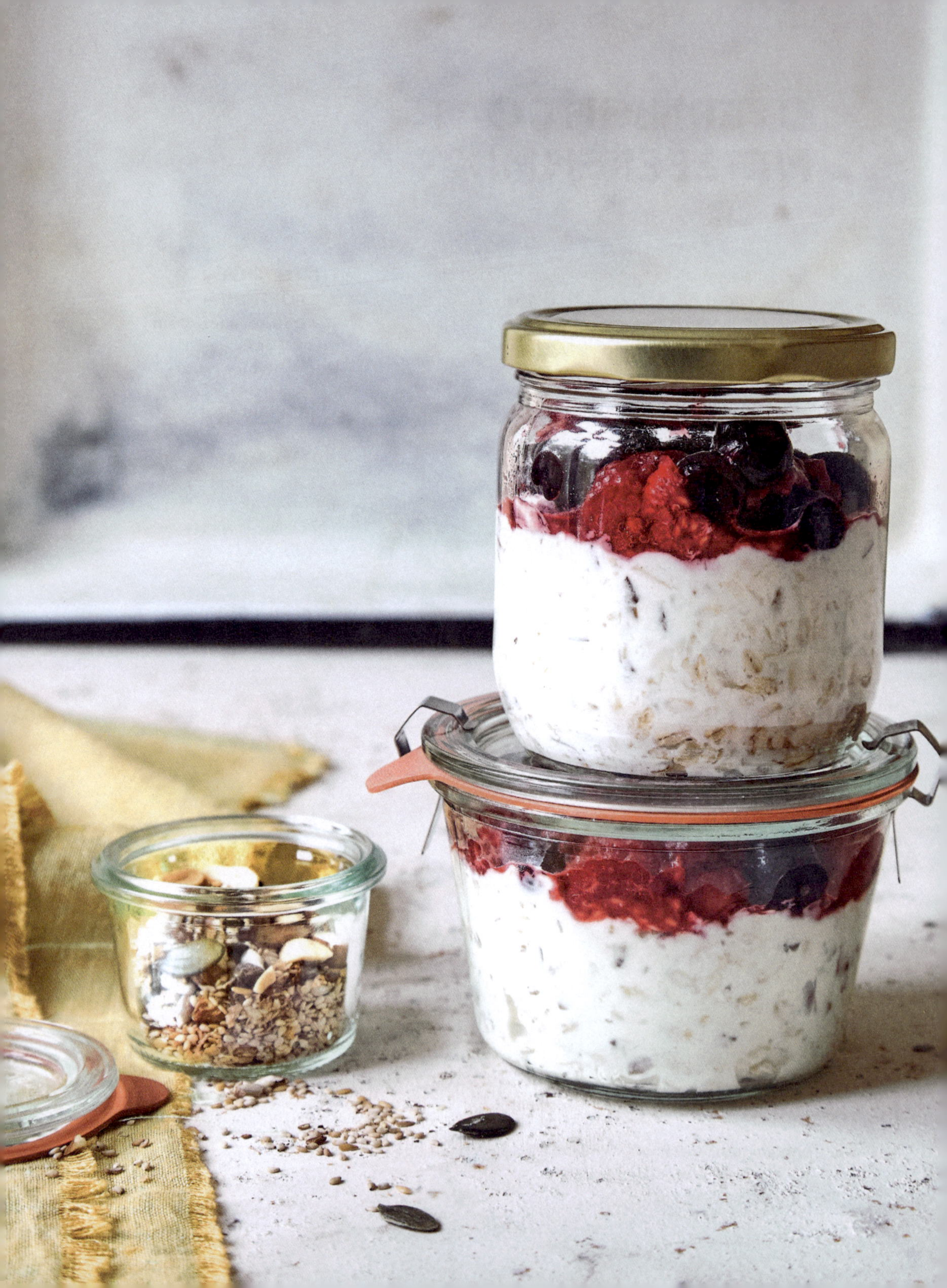

OVERNIGHT OATS MIT BEERENMIX

1 Datteln fein hacken und mit Haferflocken, Joghurt und Zitronensaft verrühren. Auf zwei Schraubdeckelgläser verteilen. TK-Früchte darauf verteilen, Gläser zudrehen und im Kühlschrank über Nacht durchziehen beziehungsweise auftauen lassen.

2 Mitnehmen und auf Reisen oder in der Frühstückspause mit separat verpacktem Nussmix bestreuen.

Hinweis: Vielen ist die antioxidative Wirkung von Vitamin C bekannt. Es wird aber auch zum Aufbau von Bindegewebe und Knochen gebraucht. Beeren sind eine gute Vitamin C-Quelle und bieten zudem noch wertvolle sekundäre Pflanzenstoffe und eine gute Portion Ballaststoffe.

ZUTATEN FÜR 2 PORTIONEN

- **4 Datteln ohne Stein (ca. 30 g)**
- **6 EL kernige Haferflocken (ca. 75 g)**
- **300 g Vollmilchjoghurt**
- **1–2 EL Zitronensaft**
- **200 g TK-Beerenmischung**
- **2 EL Nussmix (siehe Seite 149)**

Pro Portion: 430 kcal, 14 g E, 18 g F, 45 g KH, 10 g BST, 243 mg Kalzium
10 Minuten Zubereitungszeit

ASIATISCHER GURKEN-TOFU-WRAP

ZUTATEN FÜR 2 PORTIONEN

- **1 EL Sojasauce**
- **1 EL Zitronensaft**
- **1 EL geröstetes Sesamöl**
- **je 2 TL helle und dunkle Sesamsaat**
- **Chili oder Pfeffer**
- **Zucker**
- **160 g Tofu (z. B. Bratfilet japanische Art oder Mandel-Nuss-Tofu)**
- **½ Gurke (ca. 200 g)**
- **8 Stiele Koriander oder Petersilie**
- **2 Vollkornwraps (je ca. 60 g)**
- **2 EL Erdnussmus (ca. 40 g)**
- **20 g kleine Sprossen (z. B. Brokkoli- oder Alfalfasprossen)**

1 Sojasauce, Zitronensaft und Sesamöl mit Sesamsaat verrühren, mit Chili oder Pfeffer und etwas Zucker würzen und aus den Zutaten eine Marinade bereiten.

2 Tofu in Streifen schneiden. Gurke waschen, trocken reiben und in dünne Scheiben hobeln. Kräuter hacken. Alles unter die Marinade heben.

3 Wraps mit Erdnussmus bestreichen, mit Gurken-Tofu-Mix füllen und mit Sprossen belegen. Die Wraps fest aufrollen, eventuell mit Pergamentpapier umwickeln und halbieren. Zum Mitnehmen in eine fest verschließbare Box füllen.

Hinweis: Tofu und Erdnussmus liefern wertvolle pflanzliche Proteine, die den Muskeln zugutekommen. Sesam und Vollkornwraps steuern zusätzlich Kalzium und Ballaststoffe bei.

Pro Portion: 457 kcal, 25 g E, 23 g F, 32 g KH, 8 g BST, 238 mg Kalzium
15 Minuten Zubereitungszeit

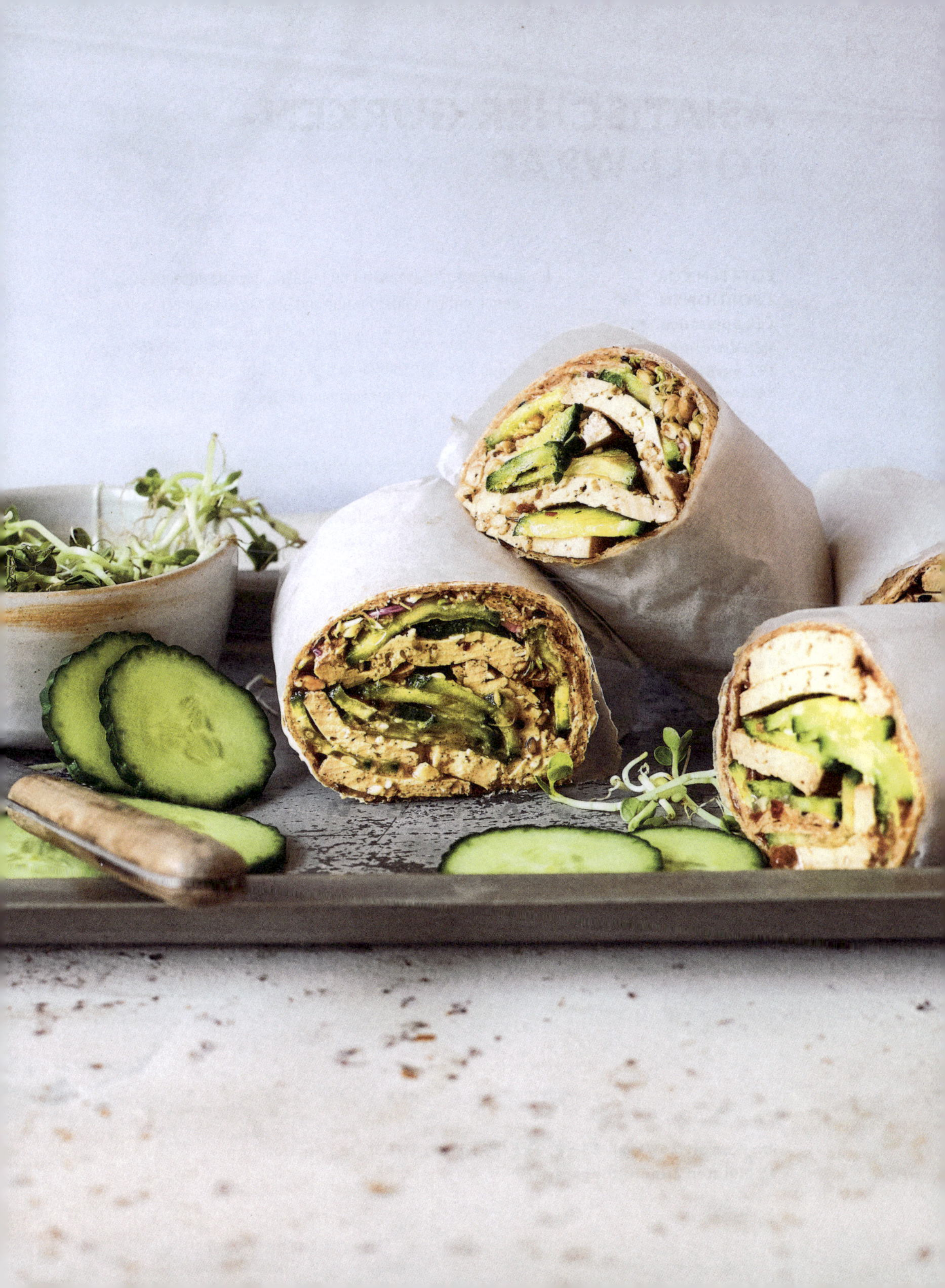

FORELLEN-AUFSTRICH

ZUTATEN FÜR 2 PORTIONEN

- **100 g geräuchertes Forellenfilet**
- **100 g Artischockenherzen oder -böden (Glas)**
- **4 getrocknete Tomaten**
- **4 Stiele Dill**
- **50 g Doppelrahmfrischkäse**
- **1–2 TL Meerrettich (Glas oder Tube)**
- **Salz und Pfeffer**
- **Zitronensaft**
- **optional rosa Beeren**

1 Forelle und Artischocken fein hacken, Tomaten in Scheiben schneiden. Dill waschen und hacken.

2 Vorbereitete Zutaten mit Frischkäse und Meerrettich verrühren, mit Salz, Pfeffer und Zitronensaft abschmecken. Eventuell mit grob gehackten rosa Beeren bestreuen.

Hinweis: Forelle versorgt den Körper mit hochwertigem Protein und Vitamin D, das die Kalziumaufnahme unterstützt. Artischocken und Tomaten liefern zusätzlich Ballaststoffe sowie antioxidative Pflanzenstoffe. Zusammen mit Vollkornbrot oder Gemüsesticks eine knochengesunde, köstliche Mahlzeit.

Pro Portion: 176 kcal, 15 g E, 9 g F, 3 g KH, 6 g BST, 66 mg Kalzium
10 Minuten Zubereitungszeit

LABNEH SÜSS ODER HERZHAFT

ZUTATEN FÜR 2 PORTIONEN
- **500 g Vollmilch-joghurt**
- **optional Salz**

1 Ein Sieb mit einem sauberen Tuch auslegen. Den Joghurt hineingeben, mit dem überstehenden Handtuch bedecken und 24 Stunden im Kühlschrank abtropfen lassen. Für die herzhafte Variante den Joghurt vor dem Abtropfen mit einer Prise Salz verrühren.

2 Labneh auf zwei Tellern verstreichen und nach Belieben mit Früchten, Nüssen und Ahornsirup oder Sesamsaat, Sumach und Olivenöl servieren. Zur herzhaften Variante passt Saatenbrot (siehe Seite 158) oder – ganz stilecht – ein Stück Fladenbrot.

Hinweis: Perfekt für das Sonntagsfrühstück. Im Laufe des Samstagvormittags den Joghurt zum Abtropfen in den Kühlschrank stellen, dann steht das Sonntagsfrühstück im Handumdrehen auf dem Tisch. Die abgetropfte Molke nicht weggießen, sie enthält einen Teil des Kalziums aus dem Joghurt und schmeckt mit einem Schuss Saft als Durstlöscher.

Pro Portion: 172 kcal, 10 g E, 9 g F, 11 g KH, 0 g BST, 200 mg Kalzium
5 Minuten Zubereitungszeit + ca. 20–24 Stunden Abtropfzeit

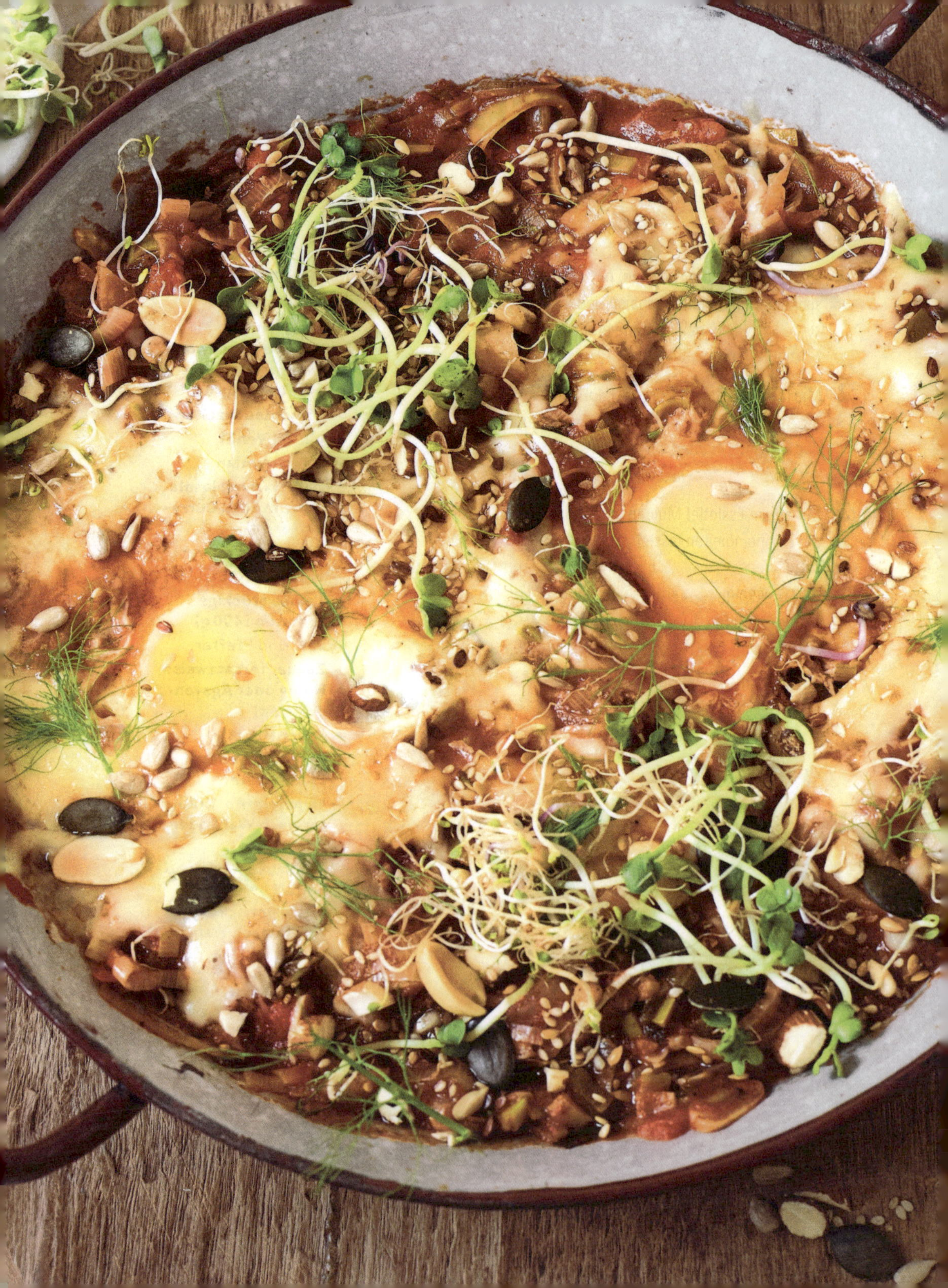

LAUCH-FENCHEL-SHAKSHUKA

1 Lauch und Fenchel waschen, putzen und in dünne Streifen schneiden. Knoblauch schälen und in feine Scheiben schneiden. Öl in einer Pfanne erhitzen und alles darin etwa 5 Minuten glasig dünsten.

2 Mit Thymian, Garam Masala, Paprikapulver und Zimt würzen, 1 Minute mitdünsten, dann mit Tomaten aufgießen und 5 bis 10 Minuten köcheln lassen, bis die Sauce etwas eingedickt ist. Mit Salz, Pfeffer und Zucker würzen.

3 Mit einem Esslöffel Mulden in die Masse drücken und je ein Ei hineingleiten lassen. Käse um die Eier herum verteilen. Zugedeckt weitere 6 bis 8 Minuten garen. Mit gehacktem Fenchelgrün, Kräutern oder Sprossen und Nüssen bestreut servieren. Schmeckt zum Sonntagsfrühstück und Brunch, aber auch als schnelles Abendessen.

Hinweis: Sprossen sind kleine Mineralstoff- und Vitaminbomben und enthalten außerdem jede Menge sekundäre Pflanzenstoffe. Zwar verwendet man nur kleine Mengen, wer aber erst auf den Geschmack gekommen ist, streut die knackig frischen Keimlinge auf Butterbrote, Salate, Suppen und Gemüse. Keimschalen, -gläser und Saatgut für die Vitalstoffe von der Fensterbank sind in Drogeriemärkten, Reformhäusern und Bioläden erhältlich.

ZUTATEN FÜR 2 PORTIONEN

- 150 g Lauch
- 150 g Fenchelknolle (wenn vorhanden mit Fenchelgrün)
- 2 Knoblauchzehen
- 1 EL Olivenöl
- ½ TL Thymian
- ½ TL Garam Masala (oder mildes Currypulver)
- 1 TLPaprikapulver
- 1 Msp. Zimt
- 1 Dose stückige Tomaten (400 g)
- Salz und Pfeffer
- Zucker (ersatzweise Honig oder Agavendicksaft)
- 4 Eier (Gr. M)
- 50 g geriebener Emmentaler
- Fenchelgrün, Kräuter nach Wahl oder Sprossen
- 2 EL Nussmix (siehe Seite 149, ersatzweise gehackte Nüsse nach Wahl)

Pro Portion: 442 kcal, 26 g E, 30 g F, 12 g KH, 5 g BST, 480 mg Kalzium
30 Minuten Zubereitungszeit

APRIKOSEN-PANCAKES

ZUTATEN FÜR 2 PORTIONEN

- **80 g Mehl (Weizenmehl Type 405 oder Dinkelmehl Type 630)**
- **1 EL Haferkleie**
- **1 TL Backpulver**
- **1 TL Zucker**
- **1 Prise Salz**
- **1 Ei (Gr. M)**
- **125 ml Buttermilch**
- **2 Aprikosen (ca. 120 g)**
- **50 g Himbeeren (frisch oder TK)**
- **100 g Vollmilchjoghurt**
- **20 g Butter**
- **2–4 EL Ahornsirup**
- **2 EL Mandelblättchen oder Nussmix (siehe Seite 149)**

1 Mehl, Kleie, Backpulver, Zucker und Salz in einer Schüssel mischen. Ei und Buttermilch zugeben und zu einem glatten Teig verrühren, 10 Minuten quellen lassen.

2 Inzwischen die Aprikosen waschen und in sehr dünnen Spalten vom Stein schneiden. Himbeeren grob zerdrücken und mit dem Joghurt mischen.

3 10 g Butter in einer beschichteten Pfanne erhitzen und 4 Pancakes aus je 2 EL Teig und 3 Spalten Aprikosen von jeder Seite etwa 2 Minuten backen. Eventuell warm halten und in der restlichen Butter aus den übrigen Zutaten weitere 4 Pancakes backen.

4 Pancakes auf zwei Tellern mit Joghurt anrichten.

Hinweis: Wer auf Industriezucker verzichten möchte, nutzt alternative Quellen wie Bienenhonig, Rübensirup, Agavendicksaft oder Ahornsirup, der traditionell schon vor Jahrhunderten von den indigenen Einwohnern Nordamerikas genutzt wurde.

Pro Portion: 456 kcal, 16 g E, 19 g F, 50 g KH, 6 g BST, 206 mg Kalzium
25 Minuten Zubereitungszeit

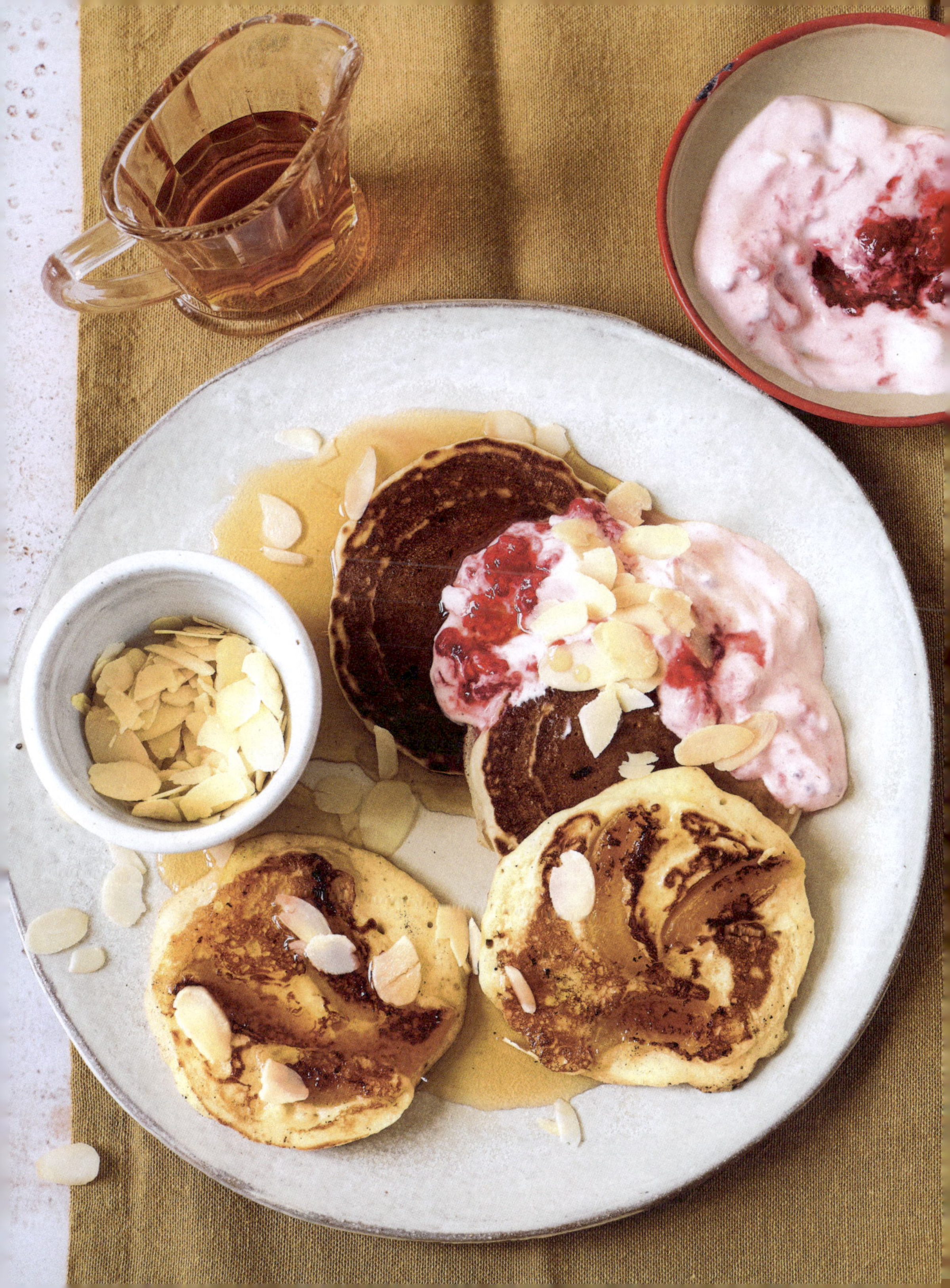

WARME GERICHTE

SENFEIER MIT KARTOFFEL-SPITZKOHL-STAMPF

1 Kartoffeln schälen und 20 Minuten in wenig Salzwasser garen. Spitzkohl putzen und in Streifen schneiden, Knoblauch schälen und würfeln, Tomaten in Streifen schneiden. Öl in einer Pfanne erhitzen, Spitzkohl, Knoblauch und Tomaten darin etwa 8 Minuten knackig garen.

2 Butter erhitzen, Mehl darin unter Rühren anschwitzen. Mit der Brühe und 200 ml Milch ablöschen und 5 Minuten köcheln lassen. Senf einrühren, mit Salz und Pfeffer würzen. Eier 7 bis 10 Minuten nach Wunsch wachsweich oder hart kochen.

3 Kartoffeln abgießen und grob zerstampfen. Den Spitzkohl-Knoblauch-Tomaten-Mix und 50 ml Milch unterrühren, mit Salz, Pfeffer und Muskat würzen.

4 Kräuter waschen und hacken, unter die Senfsauce rühren. Eier halbieren, mit Stampf und Sauce anrichten, mit Sesamsaat und eventuell Chiliflocken bestreuen.

ZUTATEN FÜR 2 PORTIONEN

- **400 g Kartoffeln (mehligkochend)**
- **Salz und Pfeffer**
- **300 g Spitzkohl (ersatzweise Chinakohl)**
- **1–2 Knoblauchzehen**
- **4 getrocknete Tomaten (ohne Öl)**
- **1 EL Rapsöl**
- **20 g Butter**
- **20 g Mehl**
- **200 ml Gemüsebrühe**
- **250 ml Vollmilch**
- **3–4 TL mittelscharfer Senf**
- **4 Eier (Gr. M)**
- **frisch geriebene Muskatnuss**
- **½ Bund Bärlauch, Petersilie, Kerbel oder Kresse (nach Geschmack und Jahreszeit)**
- **1 EL Sesamsaat**
- **Optional Chiliflocken**

Pro Portion: 615 kcal, 27 g E, 32 g F, 48 g KH, 8 g BST, 380 mg Kalzium
50 Minuten Zubereitungszeit

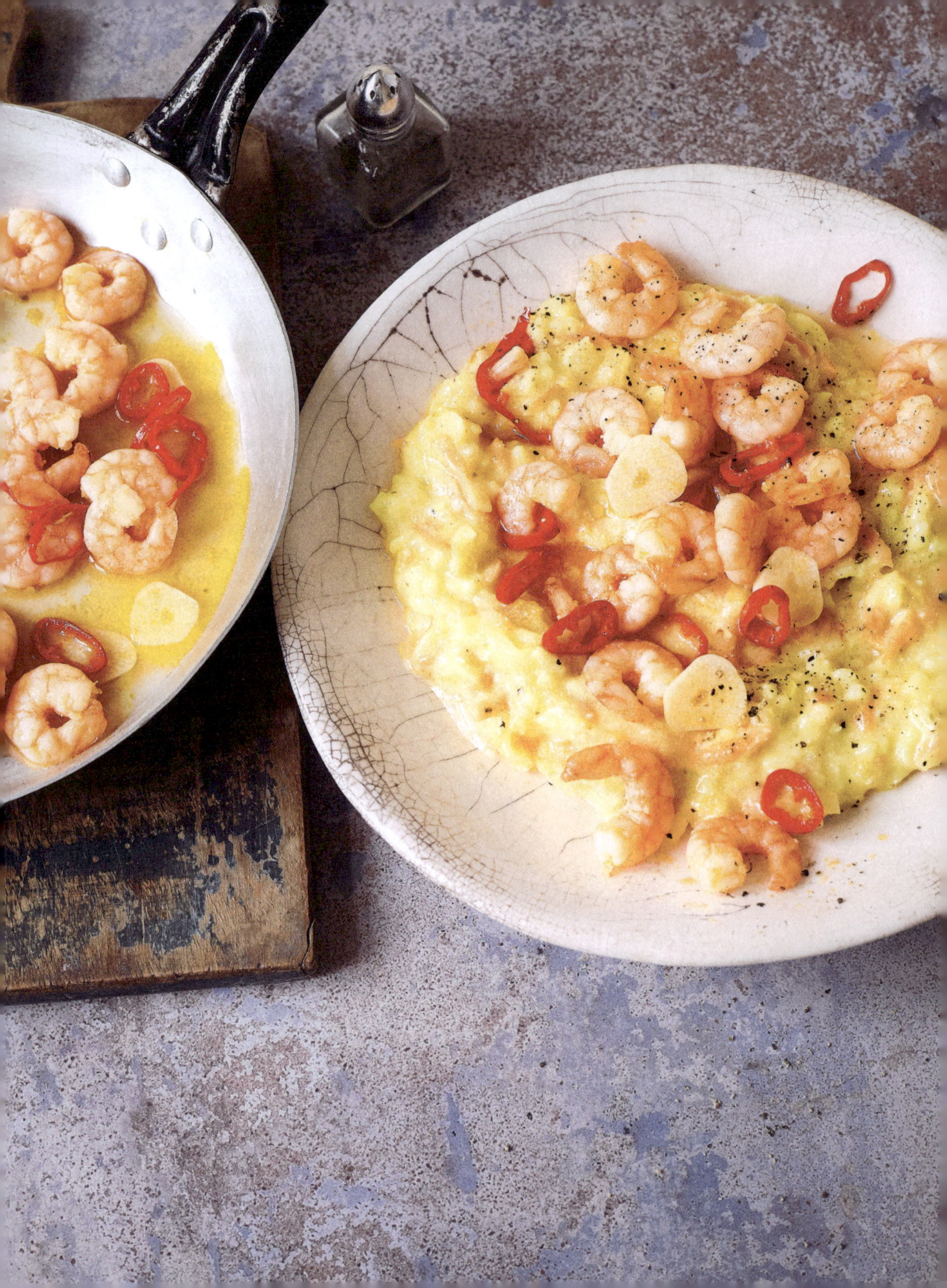

APFEL-MÖHREN-RISOTTO MIT GARNELEN

1 Möhre schälen, Apfel nach Wunsch schälen und beides grob raspeln. Zwiebel schälen und würfeln.

2 1 EL Öl in einem Topf erhitzen und die Zwiebeln darin glasig dünsten. Reis zugeben und mit ein wenig Brühe umrühren. Offen etwa 30 Minuten köcheln lassen, weitere Brühe nach und nach zugeben, ab und zu umrühren. Nach 20 Minuten Möhren und Apfel zugeben.

3 In der Zwischenzeit Chili putzen und in feine Ringe schneiden. Knoblauch schälen und in dünne Scheiben schneiden.

4 1 EL Öl in einer Pfanne erhitzen, Garnelen, Knoblauch und Chili darin 2 Minuten braten. Mit 5 EL Brühe ablöschen, Pfanne von der Platte ziehen, Garnelen salzen.

5 Frischkäse und Parmesan unter das Risotto rühren und mit Salz und Pfeffer abschmecken. Risotto mit Garnelen anrichten.

ZUTATEN FÜR 2 PORTIONEN

- **1 dicke Möhre (ca. 150 g)**
- **½ Apfel (ca. 100 g)**
- **1 Zwiebel (ca. 80 g)**
- **2 EL Olivenöl**
- **125 g Risottoreis**
- **500 ml heiße Gemüsebrühe**
- **½–1 rote Chilischote**
- **2 Knoblauchzehen**
- **160 g TK-Garnelen**
- **Salz und Pfeffer**
- **30 g Frischkäse**
- **30 g geriebener Parmesan**

Pro Portion: 570 kcal, 27 g E, 21 g F, 64 g KH, 4 g BST, 312 mg Kalzium
45 Minuten Zubereitungszeit

SPARGEL-CARBONARA MIT KNUSPRIGEM TOFU

ZUTATEN FÜR 2 PORTIONEN

- **500 g weißer Spargel**
- **100 g Mandel-Nuss-Tofu (ersatzweise Tofu natur oder geräuchert)**
- **1 ½ EL Olivenöl**
- **150 g Spaghetti**
- **Salz und Pfeffer**
- **50 g Parmesan**
- **2 Eier (Gr. M)**
- **½ Bund Schnittlauch**

1 Spargel schälen, holzige Enden abschneiden und die Stangen in mundgerechte Stücke schneiden. Tofu würfeln und in einer Pfanne in ½ EL Öl 5 Minuten knusprig braten. Herausnehmen. 1 EL Öl in die Pfanne geben und die Spargelstangen darin unter Wenden 8 bis 10 Minuten knackig garen.

2 Nudeln in kochendem Salzwasser nach Packungsanweisung garen.

3 Inzwischen Parmesan reiben und mit den Eiern verquirlen. 50 ml vom Nudelkochwasser unterrühren. Schnittlauch waschen und in Röllchen schneiden.

4 Nudeln abgießen. Spargel mit Salz und Pfeffer würzen, Tofu und Spaghetti untermischen. Parmesan-Eier-Mix unterrühren und sehr kurz warm werden lassen – nicht kochen! Spargel-Carbonara anrichten und mit Schnittlauch bestreuen.

Hinweis: Experimentierfreudige testen Tofu mit mediterraner Würze, Kräutern oder Räuchertofu. 100 g Tofu enthält zwischen 15 bis 20 g Proteine, gut für knochengesunden Genuss.

Pro Portion: 633 kcal, 35 g E, 26 g F, 57 g KH, 8 g BST, 388 mg Kalzium
40 Minuten Zubereitungszeit

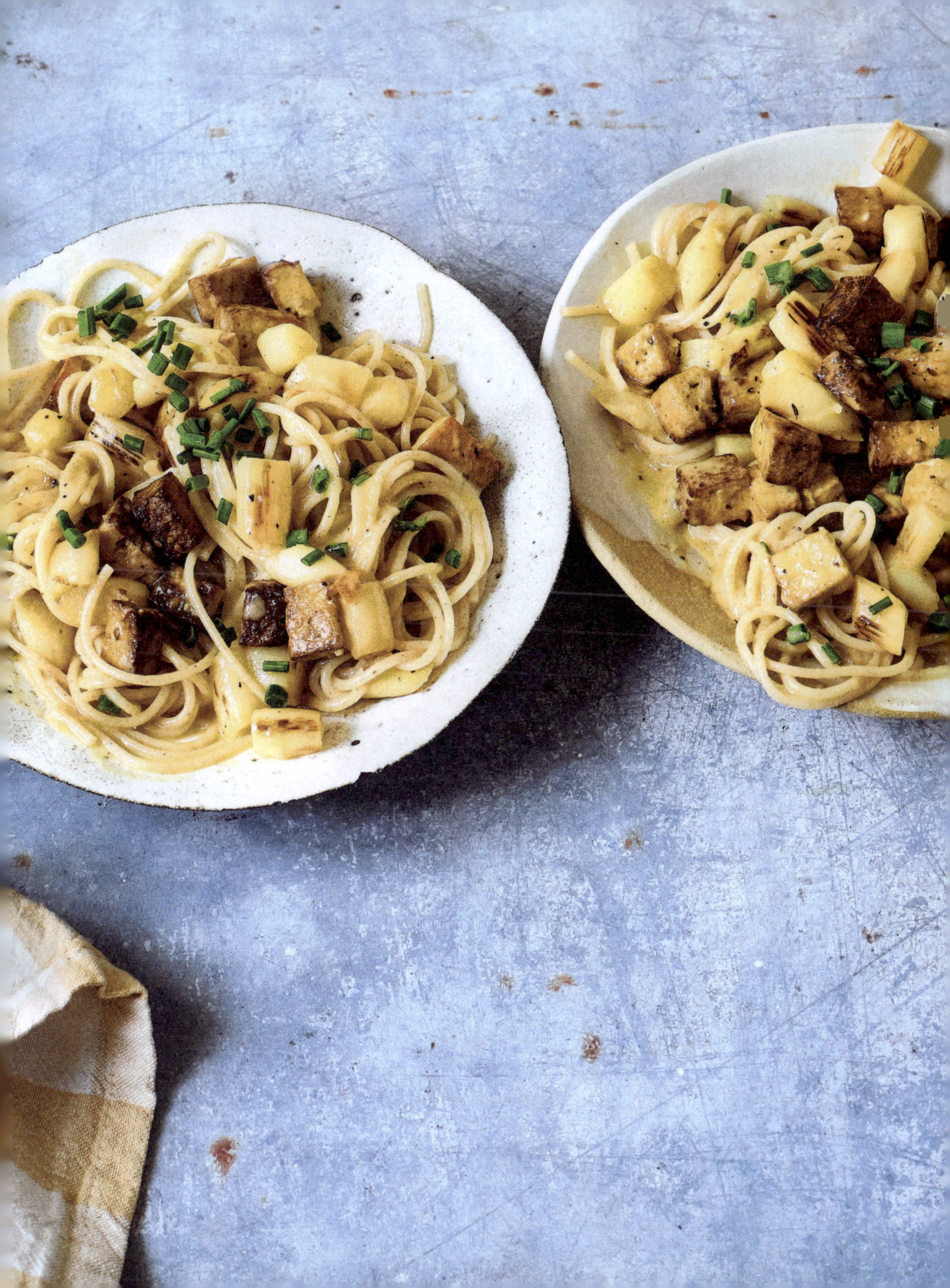

GRUNDREZEPT KARTOFFEL-BROKKOLI-SUPPE

ZUTATEN FÜR 8 PORTIONEN
- **800 g Kartoffeln (mehligkochend)**
- **400 g Brokkoli**
- **400 g Lauch**
- **1,2 l Gemüsebrühe**
- **400 ml Milch**
- **200 ml Schlagsahne**
- **Salz und Pfeffer**

1 Kartoffeln schälen und grob würfeln. Brokkoli in Röschen teilen, Stiel schälen und würfeln. Lauch längs halbieren, waschen und in halbe Ringe schneiden.

2 Alles in einem großen Topf mit Gemüsebrühe aufkochen und bei kleiner Hitze zugedeckt 15 bis 20 Minuten garen.

3 Milch und Sahne zugeben, kurz aufkochen. Die Suppe fein pürieren und mit Salz und Pfeffer abschmecken. In Portionen zu etwa 800 g (für 2 Portionen) einfrieren oder kochend heiß in sterilisierte Gläser füllen und sofort verschließen.

Pro Portion: 193 kcal, 6 g E, 10 g F, 17 g KH, 3 g BST, 130 mg Kalzium | 50 Minuten Zubereitungszeit

CURRY-SUPPE MIT MAIS UND SCHNITTLAUCH

ZUTATEN FÜR 2 PORTIONEN
- **2 Portionen Kartoffel-Brokkoli-Suppe**
- **30 g Erdnussmus**
- **1–2 TL Currypulver oder -paste**
- **Zucker**
- **140 g Mais**
- **½ Bund Schnittlauch**
- **3 EL Vollmilchjoghurt**

1 Kartoffelsuppe erhitzen, Erdnussmus unterrühren und mit Curry und wenig Zucker abschmecken. Mais abtropfen lassen, zugeben und erhitzen.

2 Schnittlauch waschen, in Röllchen schneiden und mit einem Klecks Joghurt auf die Suppe geben.

Pro Portion: 359 kcal, 13 g E, 19 g F, 29 g KH, 6 g BST, 181 mg Kalzium | 10 Minuten Zubereitungszeit

GEMÜSEEINTOPF MIT WÜRSTCHEN

ZUTATEN FÜR 2 PORTIONEN

- **2 Portionen Kartoffel-Brokkoli-Suppe**
- **200 g TK-Gemüse nach Geschmack**
- **2 Wiener Würstchen (à ca. 60 g)**
- **2–3 TL grober oder mittelscharfer Senf**
- **2 EL gehackte Petersilie**

1 Suppe und Gemüse in einen Topf geben und aufkochen. Bei milder Hitze etwa 5 Minuten köcheln lassen. Immer wieder umrühren.

2 Die Würstchen in Scheiben schneiden und in den letzten 2 Minuten mit in der Suppe erhitzen. Mit Senf abschmecken.

3 Mit Petersilie bestreut servieren.

Pro Portion: 405 kcal, 17 g E, 25 g F, 23 g KH, 6 g BST, 183 mg Kalzium | 10 Minuten Zubereitungszeit

VICHYSOISSE MIT KRABBEN

ZUTATEN FÜR 2 PORTIONEN

- **50 g Radieschen**
- **50 g Salatgurke**
- **¼ Bund Schnittlauch**
- **100 g Nordseekrabben**
- **Saft und Abrieb von ½ Bio-Zitrone**
- **2 Portionen Kartoffel-Brokkoli-Suppe**
- **2 EL Olivenöl**

1 Radieschen und Gurke in feine Streifen schneiden. Schnittlauch in feine Röllchen schneiden. Alles mit Krabben und Zitronensaft mischen.

2 Suppe direkt aus dem Kühlschrank nehmen und gut verrühren. In Suppenteller geben und mit dem Krabbenmix toppen. Öl über die Suppe träufeln, Zitronenabrieb darüberstreuen.

Pro Portion: 336 kcal, 16 g E, 20 g F, 19 g KH, 3 g BST, 193 mg Kalzium | 10 Minuten Zubereitungszeit

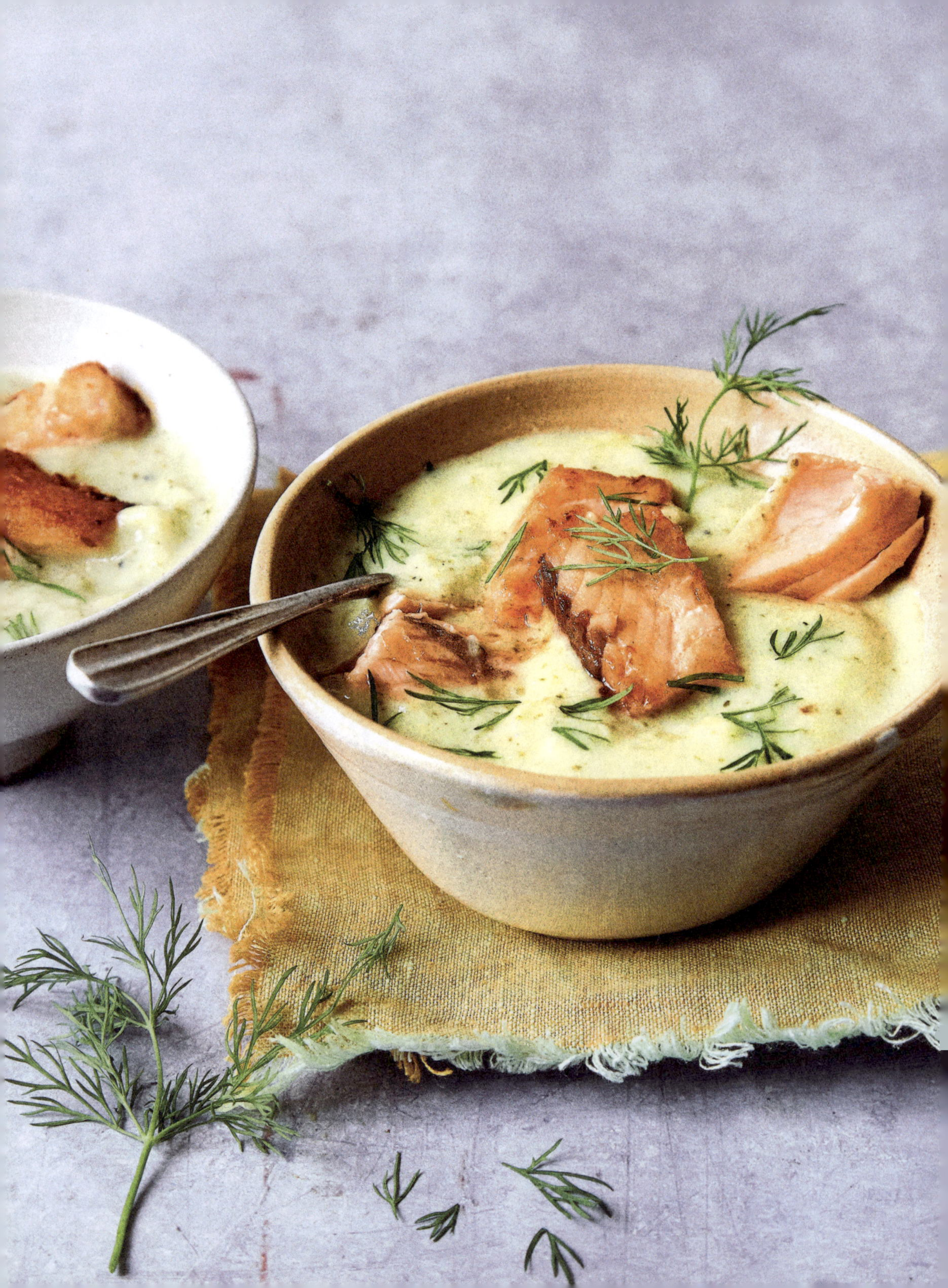

WASABI-KARTOFFEL-SUPPE MIT LACHS

1 Kartoffelsuppe erhitzen. Mit Wasabipaste oder Meerrettich, Zitronensaft und -abrieb abschmecken.

2 Lachs in Streifen schneiden. Öl in einer beschichteten Pfanne erhitzen und die Lachsstreifen bei milder Hitze 1 bis 2 Minuten braten. Dillfähnchen von den Stielen zupfen und hacken.

3 Die Suppe mit Lachs und Dill servieren.

ZUTATEN FÜR 2 PORTIONEN

- **2 Portionen Kartoffel-Brokkoli-Suppe**
- **1–2 TL Wasabipaste (Tube), ersatzweise Meerrettich (Glas)**
- **Saft und Abrieb von ½ Bio-Zitrone**
- **150 g Lachsfilet**
- **1 EL Rapsöl**
- **2 Stiele Dill (ersatzweise TK-Dill)**

Pro Portion: 380 kcal, 21 g E, 23 g F, 18 g KH, 3 g BST, 138 mg Kalzium
10 Minuten Zubereitungszeit

FLAMMKUCHEN MIT BROKKOLI

ZUTATEN FÜR 2 PORTIONEN

- **350–400 g Brokkoli**
- **1 Zwiebel (80 g)**
- **1–2 Knoblauchzehen**
- **1–2 EL Rapsöl**
- **Salz und Pfeffer**
- **1 Flammkuchenteig (260 g, Kühltheke)**
- **125 g Ricotta**
- **20 g geriebener Parmesan**
- **Abrieb von ½ Bio-Zitrone**
- **2 EL Nussmix (siehe Seite 14, ersatzweise Nüsse nach Wahl)**

1 Backofen vorheizen (220 °C/Umluft 210 °C). Brokkoli in sehr kleinen Röschen vom Stiel schneiden. Stiele schälen und fein hacken. Zwiebel und Knoblauch schälen und würfeln. Pfanne erhitzen und Öl dazugeben, Brokkoli mit Zwiebeln und Knoblauch etwa 8 Minuten knackig garen. Mit Salz und Pfeffer würzen.

2 Inzwischen den Flammkuchenteig mit Ricotta bestreichen, Parmesan und Zitronenabrieb darüberstreuen. Die Gemüsemischung darauf verteilen und auf der unteren Schiene etwa 10 Minuten knusprig backen. Mit Nussmix bestreut servieren.

Hinweis: Dazu passt ein Blattsalat (Dressing siehe Seite 154). Besonders würzig und mit einer Extraportion Protein und Vitamin D: Eine Dose Sardinen abtropfen lassen und die Fischchen wenige Minuten vor Ende der Backzeit auf dem Flammkuchen verteilen. Wer Brokkoli nicht gerne mag, durch ein anderes Gemüse mit hohem Kalziumgehalt, zum Beispiel Grünkohl, Porree oder Fenchel, ersetzen.

Pro Portion: 667 kcal, 26 g E, 30 g F, 68 g KH, 7 g BST, 350 mg Kalzium
20 Minuten Zubereitungszeit + 10 Minuten Backzeit

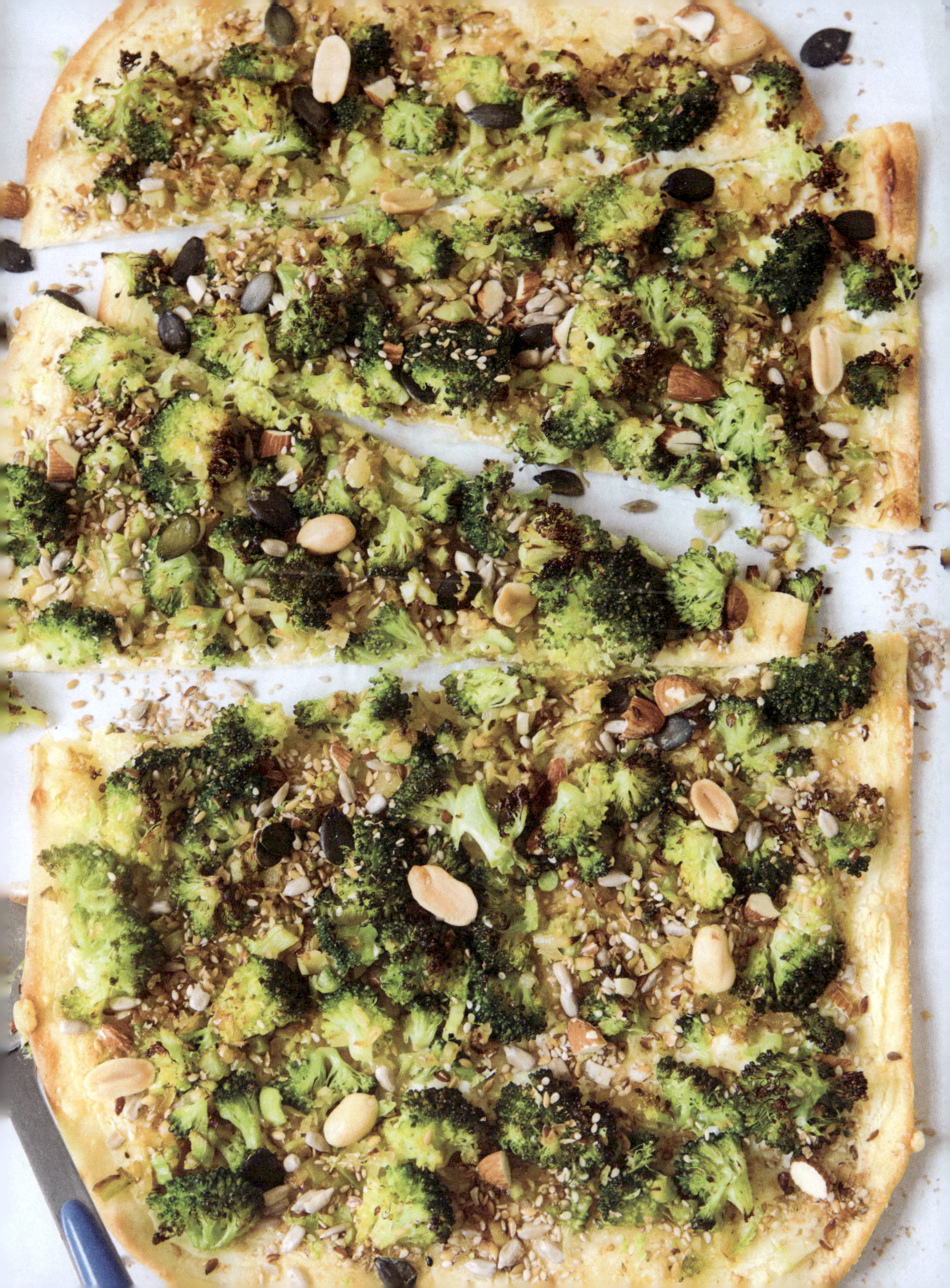

PASTA MIT BURRATA-TOMATENSAUCE

ZUTATEN FÜR 2 PORTIONEN

- ½ Stange Lauch (ca. 125 g)
- 1 Zwiebel (ca. 80 g)
- 2 Knoblauchzehen
- 1 TL Olivenöl
- 100 g Rinderhackfleisch
- Salz und Pfeffer
- 1 TL Fenchelsamen (z. B. aus einem Teebeutel)
- 1–2 TL Tomatenmark
- ½ Dose stückige Tomaten (200 g)
- 160 g Spaghetti
- 1 Burrata (125 g, ersatzweise Mozzarella)
- 3–4 Stiele Basilikum
- Zucker
- 4 EL geriebener Parmesan

1 Lauch längs halbieren, waschen und in halbe Ringe schneiden. Zwiebel und Knoblauch schälen. Zwiebel würfeln, Knoblauch in Scheibchen schneiden.

2 Öl in einer Pfanne erhitzen, Hackfleisch etwa 5 Minuten krümelig braten, mit Salz und Pfeffer würzen, herausnehmen.

3 Lauch und Zwiebeln 5 bis 8 Minuten im Bratfett garen. Knoblauch, Fenchel und Tomatenmark zusammen mit dem Hackfleisch zugeben und 2 Minuten weiterbraten. Tomaten zugeben, aufkochen und 5 Minuten köcheln lassen.

4 Parallel dazu Spaghetti in kochendem Salzwasser nach Packungsangabe garen. Burrata aus der Lake nehmen und grob zupfen. Etwa 100 ml Lake von der Burrata oder dem Mozzarella zur Seite stellen. Basilikum in Streifen schneiden.

5 Spaghetti abgießen und mit ⅔ Burrata sowie der Lake unter die Sauce rühren und erhitzen. Mit Salz, Pfeffer und einer Prise Zucker abschmecken.

6 Spaghetti mit Sauce anrichten, mit den restlichen Burrataflöckchen, Parmesan und Basilikum bestreut servieren.

Hinweis: Fenchelsamen wirken verdauungsfördernd und enthalten sekundäre Pflanzenstoffe mit entzündungshemmenden Eigenschaften. Mit den kerngesunden Samen bekommen Eintöpfe, Saucen und Suppen im Handumdrehen einen mediterranen Dreh – einfach mal ausprobieren.

Pro Portion: 676 kcal, 37 g E, 28 g F, 63 g KH, 6 g BST, 480 mg Kalzium
30 Minuten Zubereitungszeit

LINSENDAL MIT SUPPENGRÜN

1 Zwiebel und Knoblauch schälen und fein würfeln. Kokosöl in einem Topf erhitzen, Zwiebeln und Knoblauch darin 5 Minuten glasig dünsten. Paprikapulver, Curry und Kreuzkümmel zugeben und 1 Minute dünsten. Suppengrün, Linsen, Brühe, Tomaten und Kokosnussmilch zugeben, gut verrühren und etwa 20 Minuten köcheln lassen.

2 Koriander hacken. Linsen mit den Gewürzen und Zitronensaft abschmecken, auf Teller verteilen und mit Joghurt, Koriander und Nussmix anrichten.

Hinweis: Rote Linsen liefern Proteine, Ballaststoffe und Mineralstoffe, und Joghurt ergänzt die Mahlzeit mit Kalzium, während Nüsse gesunde Fette und zusätzliches Kalzium beisteuern. Ein perfektes Gericht für Ihre Knochengesundheit. Linsen gehören zu den ältesten Kulturpflanzen der Welt und sind ein Grundnahrungsmittel in der indischen Küche.

ZUTATEN FÜR 2 PORTIONEN

- **1 Zwiebel**
- **4 Knoblauchzehen**
- **1–2 EL Kokosöl (ersatzweise Rapsöl)**
- **1 TL Paprikapulver**
- **je ½ TL Curry und gemahlener Kreuzkümmel**
- **120–150 g TK-Suppengrün**
- **200 g rote Linsen**
- **300 ml Gemüsebrühe**
- **½ Dose geschälte Tomaten (200 g)**
- **½ Dose Kokosnussmilch (200 ml)**
- **½ Bund Koriander (ersatzweise Petersilie)**
- **Saft ½ Zitrone**
- **100 g Vollmilchjoghurt**
- **1–2 EL Nussmix (siehe Seite 149)**

Pro Portion: 735 kcal, 35 g E, 31 g F, 70 g KH, 10 g BST, 264 mg Kalzium
30 Minuten Zubereitungszeit

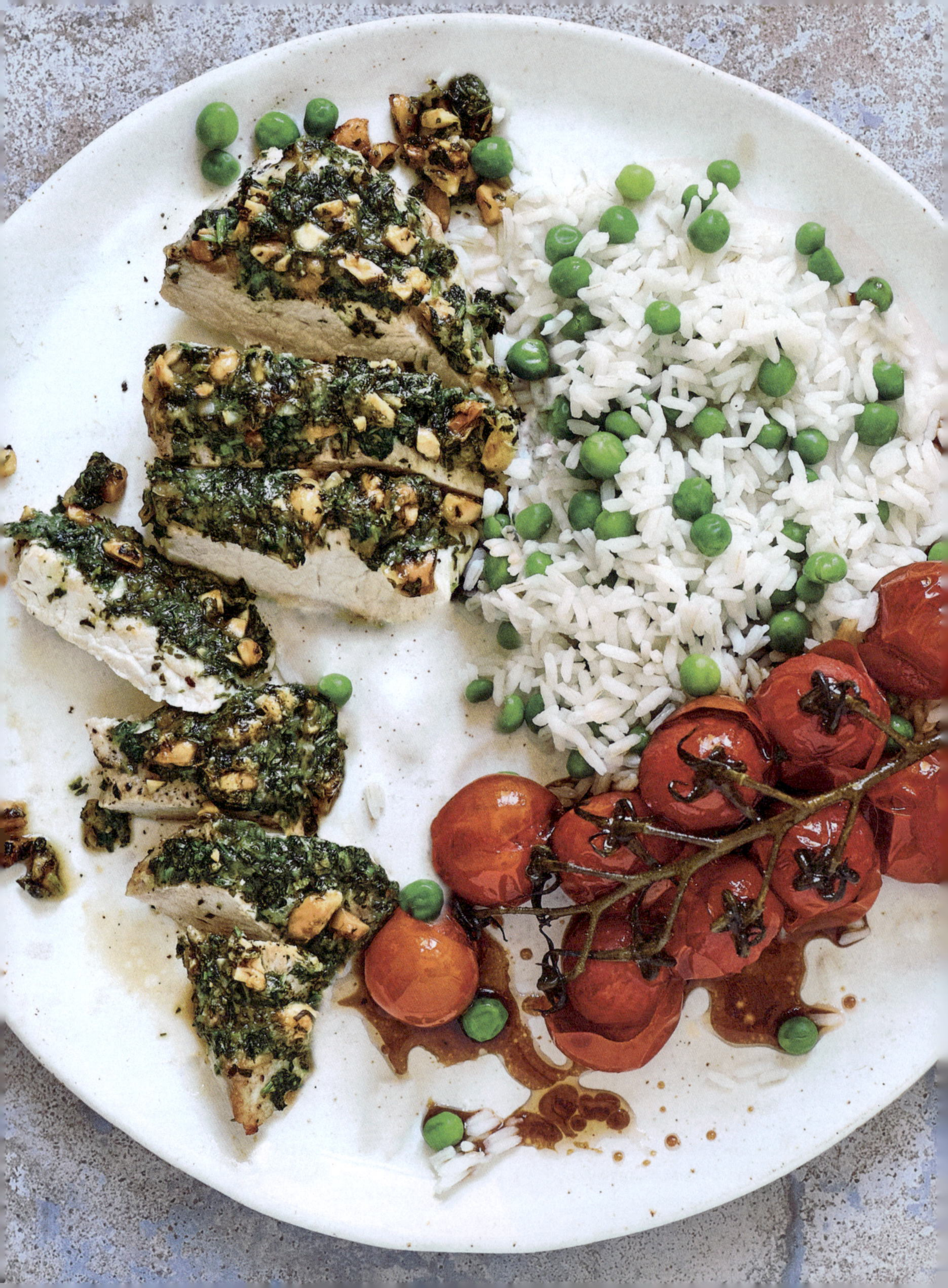

SCHNITZEL MIT ERDNUSS-PARMESAN-KRUSTE

1 Erdnüsse grob hacken. Rucola waschen, trocken schleudern und fein hacken. Nüsse und Rucola mit Parmesan mischen.

2 Reis in kochendem Salzwasser nach Packungsanweisung garen, 5 Minuten vor Garzeitende die Erbsen mitgaren.

3 Den Backofengrill auf höchster Stufe vorheizen.

4 Fleisch von beiden Seiten mit Salz und Pfeffer würzen. Öl in einer Pfanne erhitzen, die Putenschnitzel darin je nach Fleischdicke 1 bis 2 Minuten von jeder Seite braten. Auf einen ofenfesten Teller legen und die Parmesan-Mischung darauf verteilen.

5 Fleisch auf der oberen Schiene etwa 5 Minuten überbacken. Gleichzeitig die Tomatenrispen im Bratfett 5 Minuten garen. Mit Honig und Balsamessig ablöschen.

6 Erbsenreis abgießen und mit den Schnitzeln und Tomaten servieren.

Hinweis: Parmesan ist mit etwa 1 200 mg/100 g Käse ein Kalziumlieferant der Extraklasse. Einfach mal ein paar Späne über den Salat geben oder ein, zwei Löffel geriebenen Käse über die Suppe streuen.

ZUTATEN FÜR 2 PORTIONEN

- **20 g Erdnüsse (ungesalzen)**
- **1 Handvoll Rucola (ca. 25 g)**
- **40 g geriebener Parmesan**
- **100 g parboiled Reis**
- **Salz und Pfeffer**
- **100 g TK-Erbsen**
- **2 Scheiben Putenbrust (je ca. 100 g)**
- **1–2 EL Rapsöl**
- **2 Rispen Kirschtomaten (je ca. 100 g)**
- **1–2 TL Honig**
- **3 EL Balsamessig**

Pro Portion: 560 kcal, 41 g E, 17 g F, 54 g KH, 6 g BST, 305 mg Kalzium
35 Minuten Zubereitungszeit

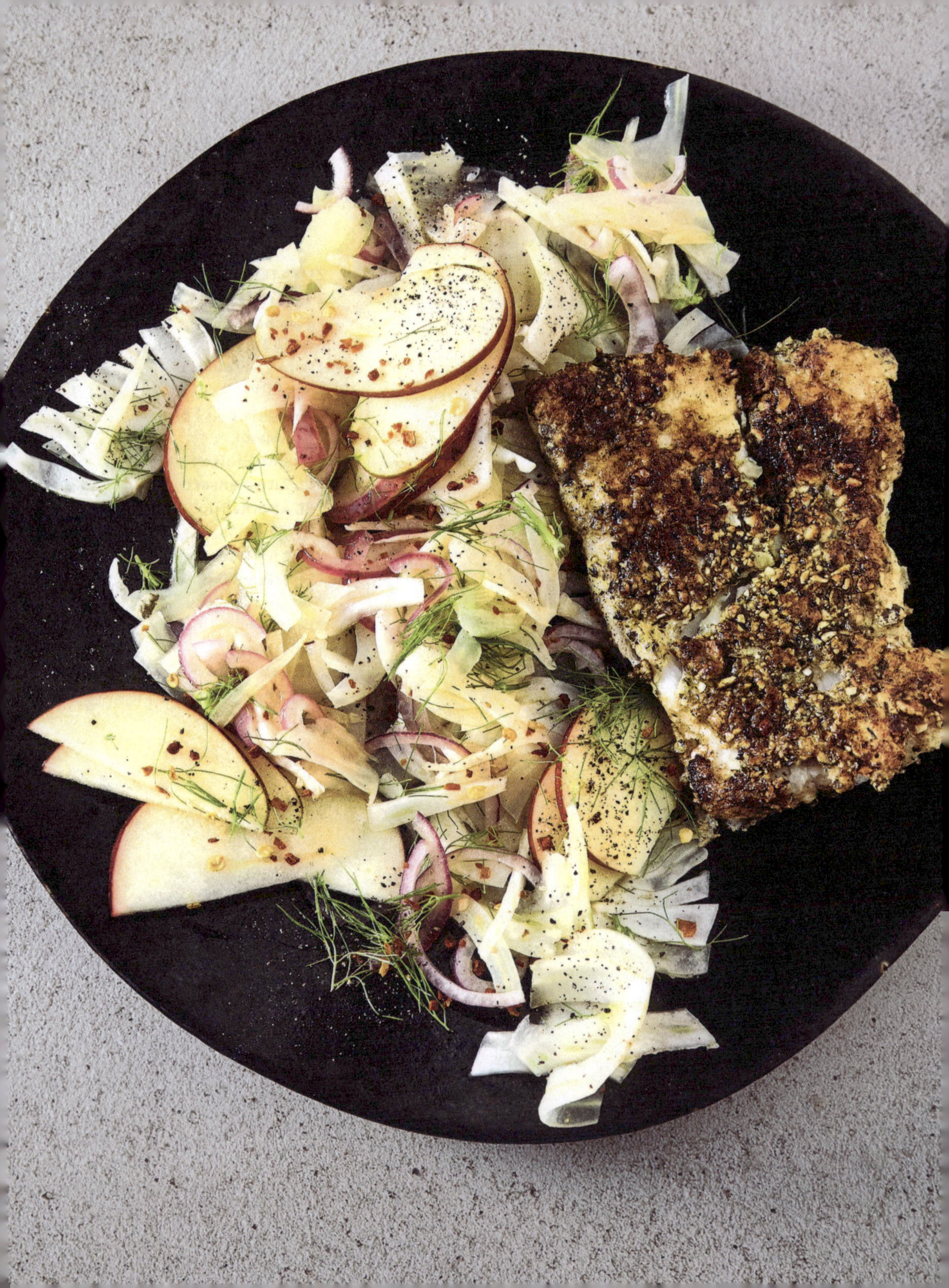

KNUSPRIGER KABELJAU MIT FENCHELSALAT

1 Fenchel putzen, quer zur Faser halbieren und in dünne Scheiben schneiden. Fenchelgrün fein hacken. Zwiebel schälen und in halbe Ringe schneiden. Apfel nach Wunsch schälen und ohne Kerngehäuse in Scheibchen schneiden.

2 2 EL Öl in einer beschichteten Pfanne erhitzen, Fenchel und Zwiebeln darin etwa 4 Minuten scharf anbraten. Mit Salz und Pfeffer würzen, mit Zitronensaft und Ahornsirup ablöschen und in eine Schüssel füllen. Pfanne auswischen.

3 Ei mit Salz und Pfeffer verquirlen. Kürbiskerne fein hacken. Fisch trocken tupfen und erst in Mehl, dann in Ei und gehackten Kürbiskernen wälzen. Butter und 1 EL Öl in einer Pfanne erhitzen, Fisch darin von jeder Seite je nach Dicke 2 bis 3 Minuten braten.

4 Fenchelsalat abschmecken und mit dem Fisch auf Tellern anrichten. Nach Wunsch den Salat mit etwas Chili bestreuen.

ZUTATEN FÜR 2 PORTIONEN

- 1 Fenchelknolle (ca. 300 g)
- 1 rote Zwiebel (ca. 100 g)
- ½ Apfel (ca. 125 g)
- 3 EL Rapsöl
- Salz und Pfeffer
- 3 EL Zitronensaft
- 1 EL Ahornsirup
- 1 Ei (Gr. M)
- 35 g Kürbiskerne
- 2 Scheiben Kabeljaufilet (je ca. 125 g)
- 2 EL Mehl
- 20 g Butter
- optional Chiliflocken

Hinweis: Fenchel gehört zu den besonders kalziumreichen Gemüsesorten. Ursprünglich in der mediterranen Küche zu Hause, bereichert er sowohl roh als auch schonend gegart mit seinem mild-süßlichem Geschmack eine abwechslungsreiche Gemüseküche.

Pro Portion: 563 kcal, 34 g E, 33 g F, 25 g KH, 6 g BST, 120 mg Kalzium
40 Minuten Zubereitungszeit

GRÜNE KÄSENUDELN

ZUTATEN FÜR 2 PORTIONEN

- **1 Bund Frühlingszwiebeln (ca. 180 g)**
- **125 g kurze Vollkornnudeln (z. B. Maccheroni oder Penne)**
- **Salz und Pfeffer**
- **15 g Butter**
- **1 EL Mehl**
- **125 ml Milch**
- **125 ml Gemüsebrühe**
- **100 g TK-Erbsen**
- **100 g TK-Spinat**
- **frisch geriebene Muskatnuss**
- **75 g geriebener Emmentaler**
- **2 EL geriebener Parmesan (15 g)**
- **3 EL Panko oder Semmelbrösel (15 g)**

1. Den Backofen auf 180 °C vorheizen.
2. Frühlingszwiebeln putzen und in Ringe schneiden. Nudeln in kochendem Salzwasser nach Packungsanweisung bissfest garen.
3. Inzwischen Butter in einem Topf erhitzen, Frühlingszwiebeln darin 3 Minuten garen. Das Mehl darüberstreuen. Nach und nach Milch und Brühe unterrühren und aufkochen. Erbsen und Spinat zugeben und erneut aufkochen. Mit Salz, Pfeffer und Muskat würzen. Nudeln abgießen und mit dem Emmentaler unter Gemüse und Sauce mischen. Alles in eine Auflaufform geben.
4. Parmesan und Semmelbrösel mischen und auf dem Auflauf verteilen. Auf mittlerer Schiene etwa 20 Minuten überbacken.

Hinweis: Hier gibt es eine extragroße Portion Kalzium – perfekt, um zum Beispiel eine eher kalziumarme Mahlzeit des Tages auszugleichen.

Pro Portion: 633 kcal, 30 g E, 24 g F, 64 g KH, 14 g BST, 879 mg Kalzium
20 Minuten Zubereitungszeit + 20 Minuten Backzeit

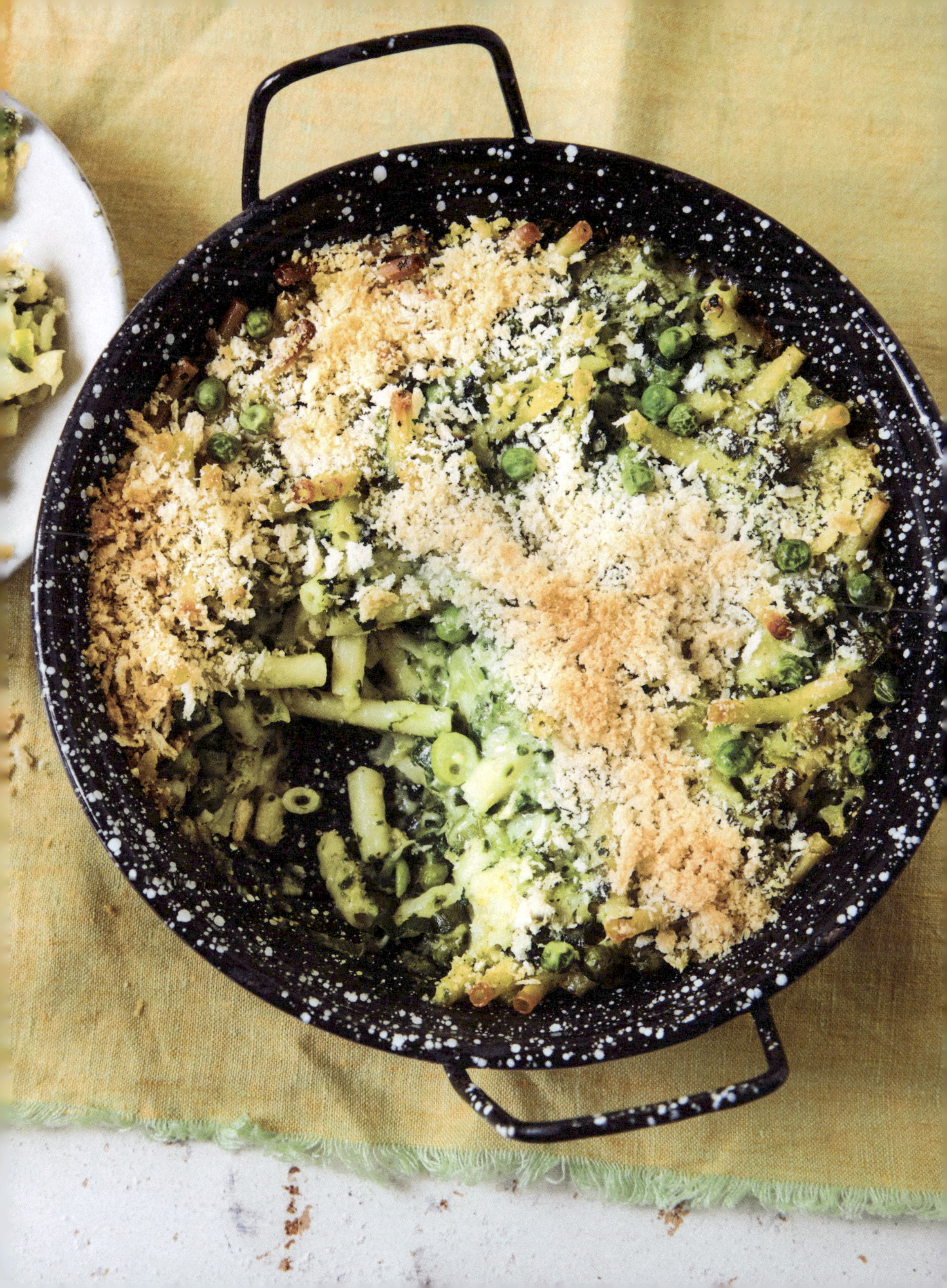

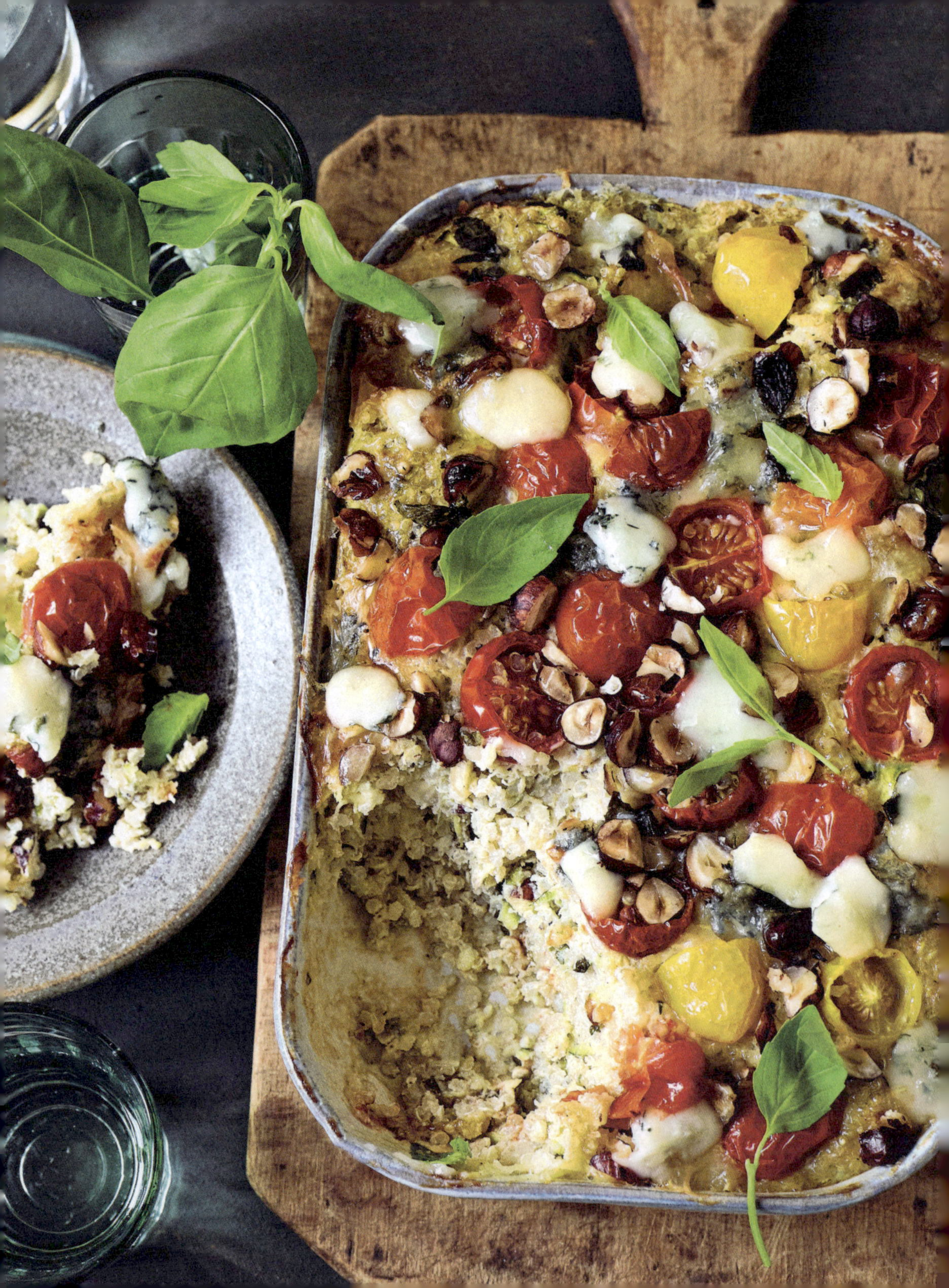

QUINOA-AUFLAUF MIT GORGONZOLA

1 Quinoa und Gemüsebrühe aufkochen und bei milder Hitze 15 bis 20 Minuten köcheln. Die Flüssigkeit sollte dann ganz verkocht sein. Den Backofen auf 200 °C vorheizen.

2 Inzwischen Zucchini grob raspeln, Tomaten halbieren, die Hälfte vom Basilikum in Streifen schneiden. Gorgonzola würfeln, Haselnüsse grob hacken.

3 Eventuell noch vorhandene Flüssigkeit abgießen und zuerst Zucchini, Basilikumstreifen und die Hälfte der Nüsse und des Gorgonzolas unter die Quinoa-Masse mischen. Mit Salz und Pfeffer herzhaft abschmecken, dann die Eier untermischen.

4 Auflauf in eine Form geben, Tomaten darauf verteilen und mit dem restlichen Käse und den restlichen Haselnüssen bestreuen.

5 Auf der mittleren Einschubleiste etwa 20 Minuten goldbraun backen. Mit Basilikumblättchen bestreuen.

Hinweis: Der Protein- und Mineralstofflieferant Quinoa stammt aus den Anden und war ein Grundnahrungsmittel der Inka.

ZUTATEN FÜR 2 PORTIONEN

- **150 g Quinoa**
- **400 ml Gemüsebrühe**
- **1 Zucchini (ca. 200 g)**
- **100 g Kirschtomaten**
- **3–4 Stiele Basilikum**
- **100 g Gorgonzola**
- **30 g Haselnüsse**
- **Salz und Pfeffer**
- **2 Eier (Gr. M)**

Pro Portion: 662 kcal, 30 g E, 34 g F, 52 g KH, 8 g BST, 412 mg Kalzium
25 Minuten Zubereitungszeit + 20 Minuten Backzeit

FALAFEL AUF GURKENCREME

ZUTATEN FÜR 2 PORTIONEN

- **1 kleine Gurke (ca. 300 g)**
- **Salz und Pfeffer**
- **1 Zwiebel (ca. 80 g)**
- **1 Möhre (ca. 150 g)**
- **¼ Bund Petersilie**
- **1 Dose Kichererbsen (425 ml)**
- **2 EL Mehl**
- **2 EL Semmelbrösel**
- **1 TL Backpulver (vorzugsweise Weinstein-Backpulver)**
- **Kreuzkümmel**
- **2–4 EL Olivenöl**
- **¼ Bund Dill**
- **100 g Magerquark**
- **200 g Vollmilchjoghurt**

1 Gurke nach Wunsch schälen und grob raspeln. Mit etwas Salz mischen, in einem Sieb abtropfen lassen. Zwiebel schälen, grob schneiden. Möhre schälen und fein reiben. Petersilie grob hacken. Kichererbsen abtropfen lassen.

2 Kichererbsen mit Zwiebeln und Petersilie in der Küchenmaschine stückig hacken. Mit Mehl, Semmelbröseln, Backpulver und Möhrenraspeln mischen. Mit Salz, Pfeffer und Kreuzkümmel würzen. Aus der Masse mit feuchten Händen 6 bis 8 flache Falafel formen.

3 Öl in einer Pfanne erhitzen, Falafel rundherum etwa 6 bis 8 Minuten goldbraun braten.

4 Inzwischen Dill hacken. Mit Quark, Joghurt und den ausgedrückten Gurkenraspeln mischen, mit Salz und Pfeffer abschmecken.

5 Bratlinge kurz auf Küchenpapier abtropfen lassen, auf der Gurkencreme servieren. Dazu passt ein grüner Salat.

Hinweis: Kichererbsen zählen zu den ältesten Kulturpflanzen der Menschheit und sind ein Grundnahrungsmittel in der mediterranen und nahöstlichen Küche, wo sie traditionell in Salaten oder Hauptgerichten verwendet werden.

Pro Portion: 562 kcal, 25 g E, 21 g F, 58 g KH, 12 g BST, 316 mg Kalzium
35 Minuten Zubereitungszeit

SESAMBLECHKARTOFFELN MIT HÜTTENKÄSE-DIP

1 Den Backofen auf 200 °C (Ober-/Unterhitze) vorheizen. Das Ei in kochendem Wasser etwa 10 Minuten hart kochen. Abgießen und abkühlen lassen.

2 Kartoffeln schälen und längs halbieren. Frühlingszwiebeln putzen, dicke Zwiebeln längs halbieren. Thymian waschen, grob zerzupfen.

3 Öl auf dem Blech verteilen, Sesamsaat im Blitzhacker zerkleinern, mit den Kräutern auf dem Öl verteilen und die Kartoffeln darauf verteilen. Mit Salz und Pfeffer würzen und auf mittlerer Einschubleiste 15 Minuten garen.

4 Die Kartoffeln wenden, Frühlingszwiebeln auf dem Blech verteilen, weitere 15 Minuten garen.

5 Inzwischen Radieschen und Gewürzgurke in feine Würfel schneiden. Schnittlauch in Röllchen schneiden, alles unter den Hüttenkäse rühren und mit Salz und Pfeffer würzen. Zum Schluss das Ei pellen, würfeln und unterrühren.

ZUTATEN FÜR 2 PORTIONEN

- 1 Ei (Gr. M)
- 600 g Kartoffeln (vorwiegend festkochend)
- 1 Bund Frühlingszwiebeln
- einige Stiele Thymian
- 2 EL Öl
- 2 EL Sesamsaat
- Salz und Pfeffer
- 3–4 Radieschen (ca. 80 g)
- 1 Gewürzgurke (ca. 50 g)
- ½ Bund Schnittlauch
- 1 Becher Hüttenkäse (200 g)

Pro Portion: 486 kcal, 24 g E, 21 g F, 43 g KH, 6 g BST, 240 mg Kalzium
40 Minuten Zubereitungszeit

KALTE GERICHTE

AVOCADO-LACHS-APPETIZER

1 Skyr glatt rühren und auf zwei Teller geben.

2 Fruchtfleisch der Avocado mit einer Gabel zerdrücken, dabei mit Salz, Chili und Limettensaft würzen. Drei Viertel der Kresse mit einer Schere vom Tablett schneiden und unterrühren. Avocadonocken mit zwei Löffeln formen und auf den Skyr setzen.

3 Lachs grob zerzupfen und auf den Tellern verteilen. Mit der restlichen Kresse und etwas Chili bestreuen. Dazu schmeckt Vollkornbrot oder knuspriges Baguette.

Hinweis: Stremellachs wurde ursprünglich in Ostpreußen entwickelt, wo er durch Räuchern haltbar gemacht wurde und bis heute als delikater Proteinlieferant geschätzt wird.

ZUTATEN FÜR 2 PORTIONEN

- **100 g Skyr**
- **1 Avocado**
- **Salz**
- **Chiliflocken**
- **1–2 EL Limettensaft**
- **1 Tablett Kresse**
- **100 g Stremellachs**

Pro Portion: 262 kcal, 18 g E, 17 g F, 5 g KH, 4 g BST, 70 g Kalzium
10 Minuten Zubereitungszeit

COUSCOUSSALAT

ZUTATEN FÜR 2 PORTIONEN

- **200 ml Gemüsebrühe**
- **2 EL Rosinen**
- **½ TL Harissa (scharfe Gewürzpaste)**
- **gemahlener Kreuzkümmel**
- **100 g Couscous**
- **½ Bund Petersilie**
- **150 g Feta**
- **1 rote Zwiebel (ca. 70 g)**
- **1 Zucchini (ca. 350 g)**
- **1 Lauchzwiebel**
- **1 EL Olivenöl**
- **Salz und Pfeffer**
- **2–3 EL Zitronensaft**
- **2 EL Nussmix (siehe Seite 149)**

1 Brühe, Rosinen, Harissa und etwas Kreuzkümmel in einem kleinen Topf aufkochen. Couscous einrühren, zugedeckt beiseiteschieben und nach Packungsanweisung gar ziehen lassen.

2 Petersilie von den Stielen zupfen und hacken. Feta in Würfel schneiden und in der Hälfte der Petersilie wälzen.

3 Zwiebel schälen und in Streifen schneiden. Zucchini waschen, putzen und mundgerecht würfeln. Lauchzwiebel putzen und in dünne Ringe schneiden.

4 Olivenöl in einer Pfanne erhitzen, Zucchini darin etwa 4 Minuten rundherum braten. Zwiebeln zugeben, weitere 3 Minuten braten.

5 Couscous mit Salz, Pfeffer, Kreuzkümmel und Zitronensaft abschmecken, restliche Petersilie und Zucchini untermischen. Mit Fetawürfeln, Lauchzwiebeln und Nussmix anrichten.

Hinweis: Für unterwegs den Couscous-Salat in Schraubdeckelgläser oder gut schließende Plastikboxen füllen. Dieser Salat schmeckt auch lauwarm sehr gut.

Pro Portion: 606 kcal, 23 g E, 31 g F, 52 g KH, 7 g BST, 302 mg Kalzium
30 Minuten Zubereitungszeit

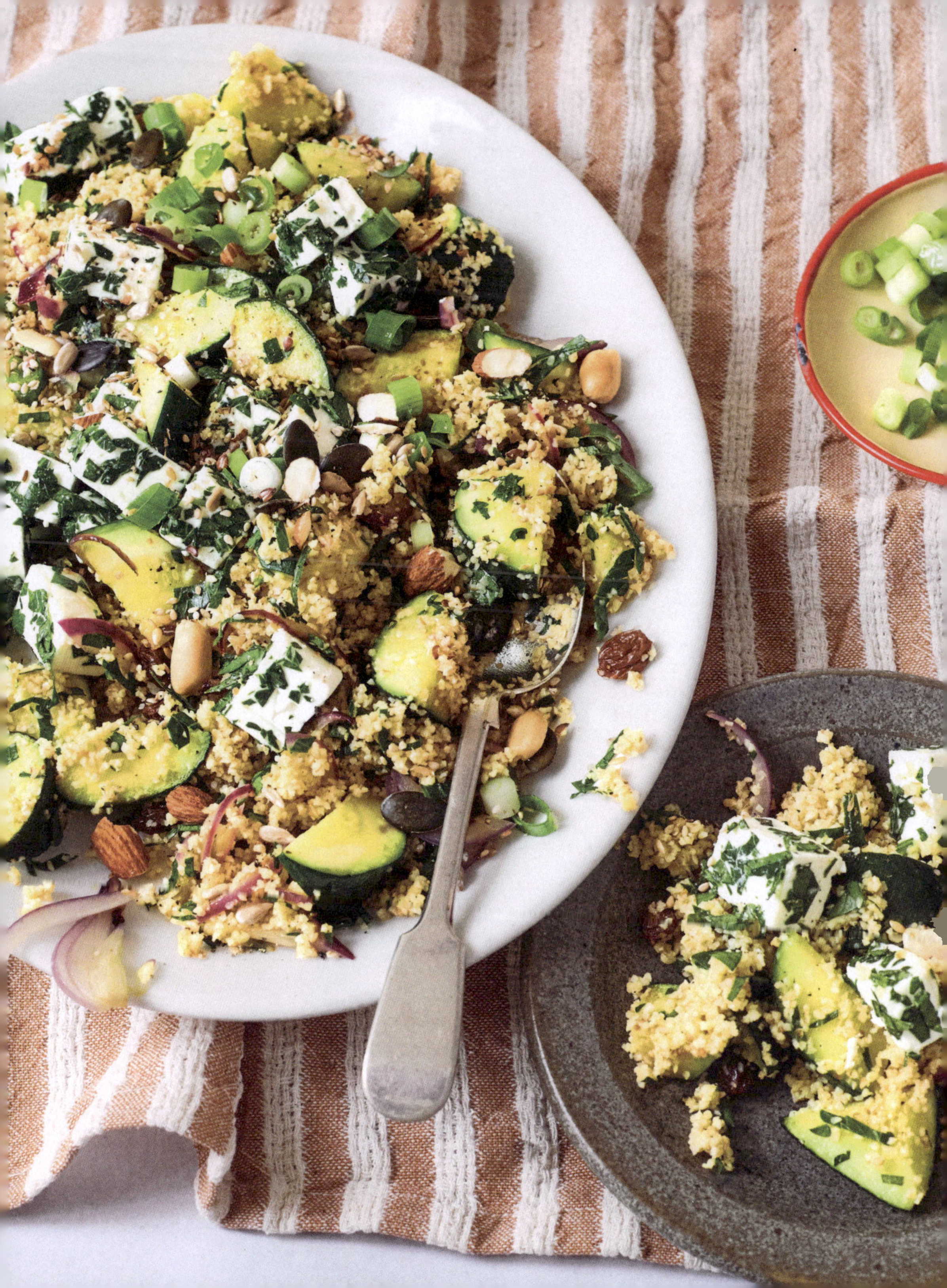

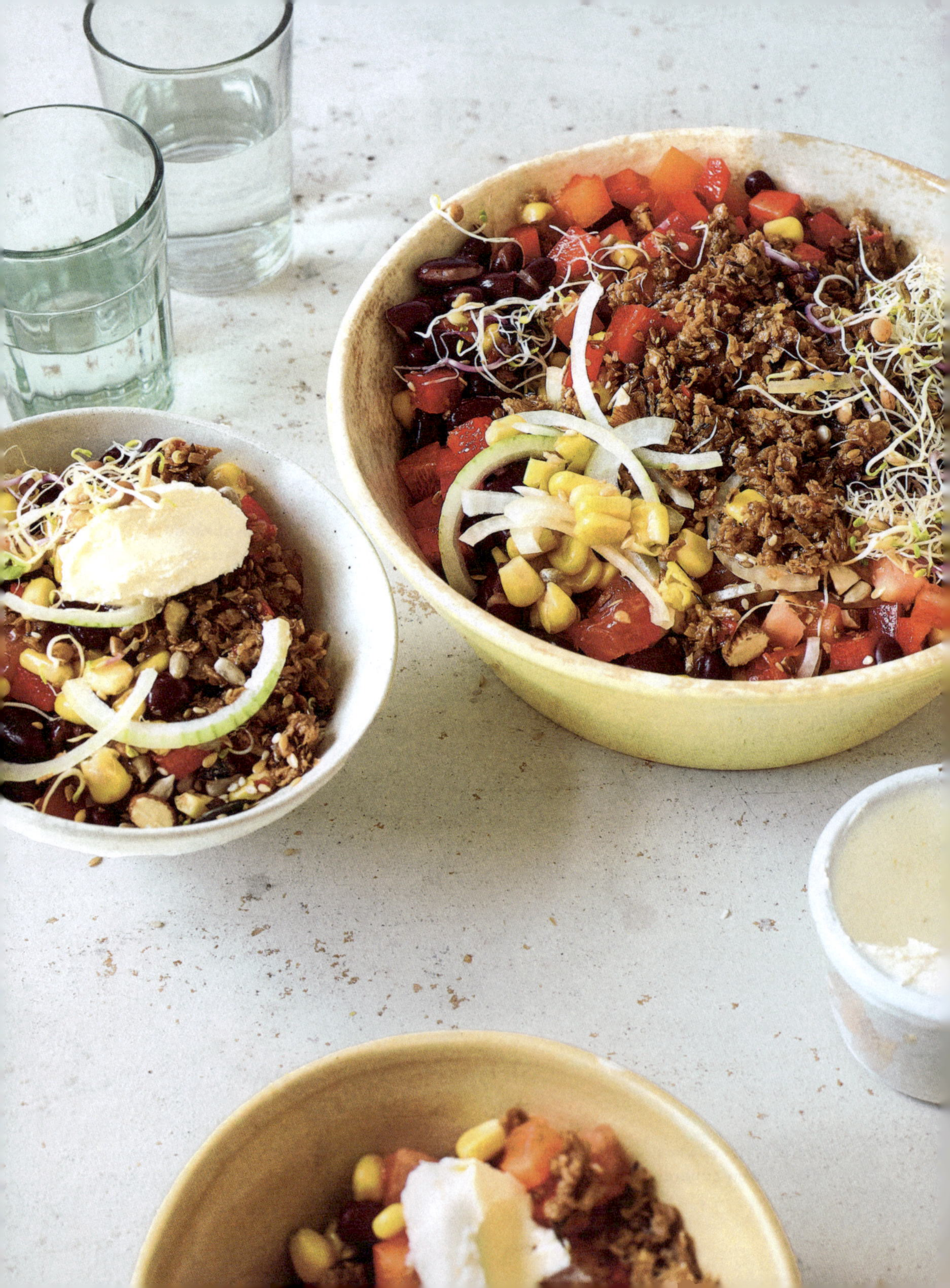

CHILI-SIN-CARNE-SALAT

1 Veggie-Hack in eine Schüssel geben und mit Sojasauce beträufeln. Mit etwa 125 ml kochendem Wasser übergießen und 5 Minuten ziehen lassen. In der Zwischenzeit Knoblauch, ½ Zwiebel und Chilischote fein hacken. Restliche Zwiebel in Ringe schneiden.

2 Rapsöl in einer Pfanne erhitzen, Veggie-Hack darin bei mittlerer Hitze etwa 5 Minuten braten. Zwiebelmix zugeben und 5 Minuten weiterbraten. Alles in eine Schüssel füllen. Bratensatz mit Gemüsebrühe ablöschen.

3 Brühe, Zitronensaft, Öl und Thymian zum Hack geben und unterrühren.

4 Paprikaschote und Tomaten putzen und in mundgerechte Stücke schneiden. Mais und Bohnen abtropfen lassen. Alles unter das Hack mischen, mit Salz und Zucker abschmecken.

5 Salat anrichten, den Frischkäse in Nocken daraufsetzen, mit Zwiebelringen und Sprossen oder Kräutern anrichten.

Hinweis: Veggie-Hack und Kidneybohnen liefern Proteine und Mineralstoffe, die die Knochen stärken. Die Kidneybohne wurde nach ihrer Form benannt, die an eine menschliche Niere erinnert, und war bereits bei den Maya ein geschätztes Lebensmittel.

ZUTATEN FÜR 2 PORTIONEN

- **50 g Veggie-Hack (trocken, aus Erbsen, Sonnenblumen oder Soja)**
- **3 EL Sojasauce**
- **2 Knoblauchzehen**
- **1 Zwiebel (ca. 80 g)**
- **½–1 Chilischote**
- **2 EL Rapsöl**
- **5 EL Gemüsebrühe**
- **3 EL Zitronensaft**
- **2 EL Olivenöl**
- **1 TL getrockneter Thymian**
- **1 Paprikaschote (ca. 200 g)**
- **2 Tomaten (ca. 200 g)**
- **1 kleine Dose Mais (212 ml)**
- **1 Dose Kidneybohnen (425 ml)**
- **Salz**
- **Zucker oder Agavendicksaft**
- **50 g Doppelrahmfrischkäse (ersatzweise vegane Joghurt- oder Frischkäsealternative)**
- **Sprossen oder Kräuter nach Wahl**

Pro Portion: 656 kcal, 39 g E, 32 g F, 39 g KH, 20 g BST, 148 mg Kalzium
30 Minuten Zubereitungszeit

SCHLEMMERSANDWICH

ZUTATEN FÜR 2 PORTIONEN

- **1 rote Zwiebel**
- **5 EL heller Essig (z. B. Apfel- oder Weinessig)**
- **5 EL Wasser**
- **1 TL Zucker**
- **1 TL Salz**
- **1 Möhre (ca. 70 g)**
- **2 Brötchen, Baguettestücke je ca. 75 g, Vollkorn- oder Saatenbrot (siehe Seite 158)**
- **50 g Doppelrahm-frischkäse**
- **Chilisauce (z. B. Sriracha oder Sambal oelek)**
- **einige Salatblätter**
- **80 g Bratenaufschnitt (z. B. Schweinebraten oder Putenbrust)**

1 Zwiebel schälen und in dünne Ringe schneiden. Essig, Wasser, Zucker und Salz aufkochen, Zwiebeln zugeben und beiseitestellen. Möhre schälen und in feine Streifen schneiden oder grob raspeln.

2 Brötchen oder Baguette längs halbieren. Frischkäse mit Chilisauce nach Geschmack verrühren und auf die Brothälften streichen.

3 Nacheinander mit Möhrenstreifen, Salatblättern und Bratenaufschnitt belegen. Zwiebeln abgießen und darauf verteilen. Die Brötchenhälften zusammenklappen.

Pro Portion: 340 kcal, 20 g E, 11 g F, 35 g KH, 7 g BST, 90 mg Kalzium
20 Minuten Zubereitungszeit

VOLLKORNSANDWICH MIT ZIEGENKÄSE

1 Brote mit Mandelmus bestreichen und mit Salz und Pfeffer würzen. Auf zwei Brote Salatblätter legen. Feigen in dünne Scheiben schneiden. Ziegenkäserolle in 8 Scheiben schneiden.

2 Butter in einer kleinen Pfanne erhitzen. Käse darin von jeder Seite 1 bis 2 Minuten erhitzen. Mit Ahornsirup beträufeln und wenden.

3 Ziegenkäse und Feigen auf den Salatbroten verteilen, mit der Ahornbutter beträufeln. Walnüsse darauf verteilen und mit der jeweils zweiten Brotscheibe bedecken.

ZUTATEN FÜR 2 PORTIONEN

- **4 Scheiben Vollkornbrot (z. B. Saatenbrot, siehe Seite 158)**
- **20 g Mandelmus**
- **Salz und Pfeffer**
- **einige Salatblätter**
- **2 Feigen (ca. 100 g)**
- **100 g Ziegenweichkäse (Rolle)**
- **15 g Butter**
- **1 EL Ahornsirup**
- **20 g Walnüsse**

Pro Portion: 597 kcal, 21 g E, 30 g F, 51 g KH, 10 g BST, 320 mg Kalzium
15 Minuten Zubereitungszeit

BOHNEN-THUNFISCH-SALAT MIT TOMATENBROT

ZUTATEN FÜR 2 PORTIONEN

- **1 Dose weiße Bohnen (250 g)**
- **1 Dose Thunfisch im eigenen Saft (135 g Fischeinwaage)**
- **1 kleine rote Zwiebel**
- **½ Bund Basilikum**
- **2 EL Olivenöl**
- **Saft und Abrieb von ½ Bio-Zitrone**
- **Salz und Pfeffer**
- **100 g kräftiges Mischbrot (z. B. Sauerteigbrot)**
- **1 kleine Knoblauchzehe**
- **1 Fleischtomate (125 g)**

1 Bohnen und Thunfisch abtropfen lassen. Zwiebel schälen und in dünne halbe Ringe schneiden, Basilikum waschen und in Streifen schneiden.

2 Öl, Zitronensaft und -abrieb in einer Schüssel verrühren, mit Salz und Pfeffer würzen und die vorbereiteten Zutaten unters Dressing mischen.

3 Brot in dünne Scheiben schneiden und im Toaster sehr knusprig rösten. Knoblauchzehe schälen, halbieren und die Brotscheiben damit einreiben. Tomate halbieren und mit der Schnittfläche auf einer groben Reibe zerkleinern. Zum Schluss hat man nur noch die Tomatenschale in der Hand. Tomatenpüree auf dem Brot verteilen und zum Salat servieren.

Pro Portion: 436 kcal, 32 g E, 12 g F, 44 g KH, 8 g BST, 107 mg Kalzium
20 Minuten Zubereitungszeit

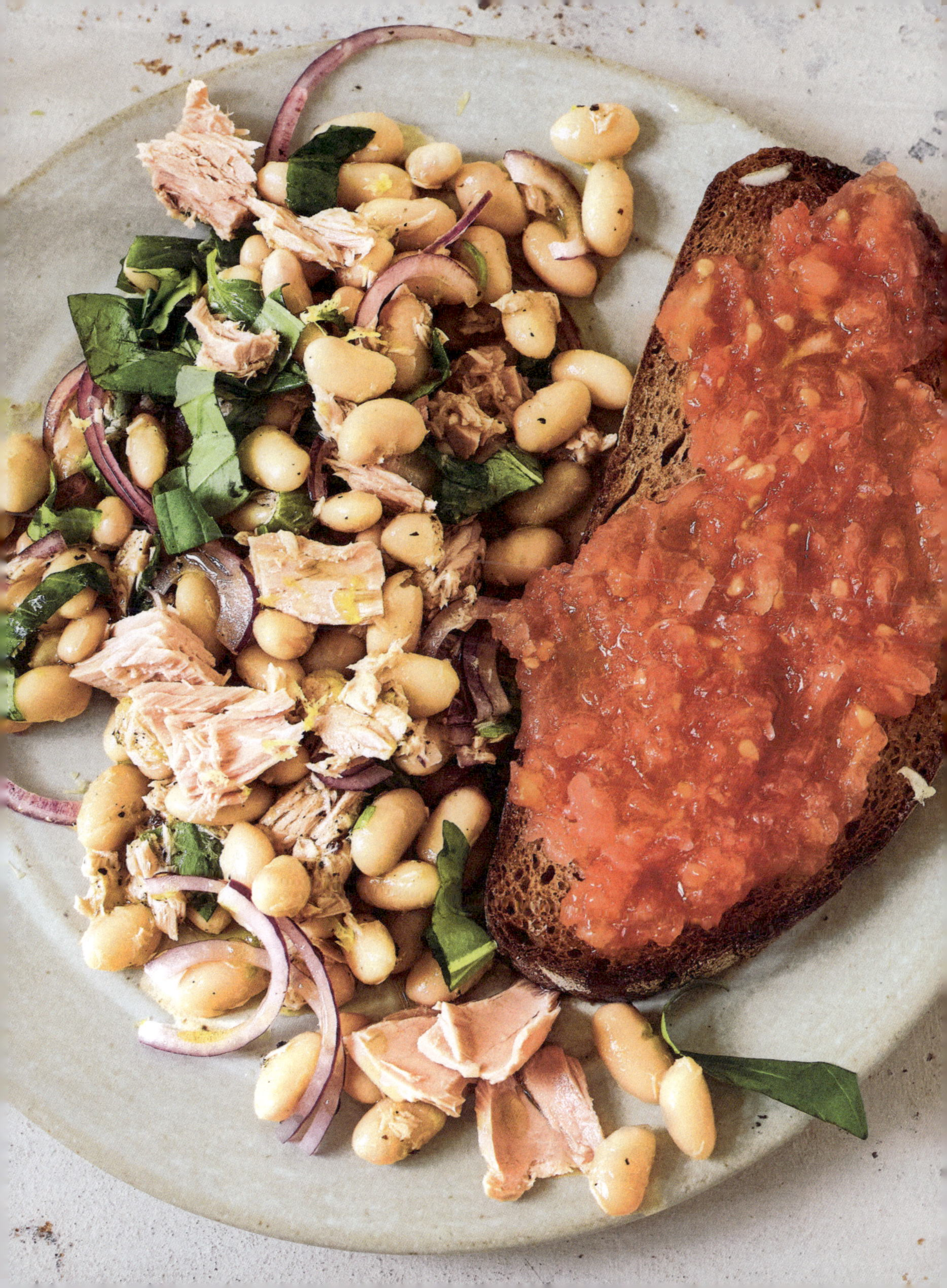

SÜSSKARTOFFEL-BOHNEN-SALAT MIT MATJES

ZUTATEN FÜR 2 PORTIONEN

- **250 g grüne Bohnen**
- **1 Süßkartoffel (ca. 400 g)**
- **3 Frühlingszwiebeln**
- **1 EL Rapsöl**
- **Salz und Pfeffer**
- **2 EL Gemüsebrühe**
- **1 EL heller Essig (z. B. Weißweinessig)**
- **2 EL grünes Pesto**
- **2 Matjesfilets (je ca. 80 g)**

1. Bohnen putzen und mundgerecht zerkleinern. Süßkartoffel schälen und würfeln. Lauchzwiebeln putzen, helle und grüne Teile getrennt in Ringe schneiden.
2. Öl in einer beschichteten Pfanne erhitzen, die Süßkartoffeln darin rundherum etwa 10 Minuten goldbraun und knusprig braten, dabei mit Salz und Pfeffer würzen. Helle Frühlingszwiebelringe nach 5 Minuten mitbraten. Grüne Bohnen parallel in Salzwasser etwa 8 bis 10 Minuten garen.
3. Süßkartoffeln und Bohnen in einer Schüssel mit Brühe, Essig und 1 EL Pesto mischen, mit Salz und Pfeffer abschmecken.
4. Salat eventuell abkühlen lassen und mit Matjes auf Tellern anrichten, mit 1 EL Pesto beträufeln, mit den grünen Zwiebelringen bestreuen.

Hinweis: Hering – und damit auch der Matjes – gehört zu den idealen Lieferanten für Vitamin D.

Pro Portion: 595 kcal, 21 g E, 29 g F, 53 g KH, 10 g BST, 305 mg Kalzium
30 Minuten Zubereitungszeit

APFEL-LAUCH-SALAT MIT HÄHNCHENBRUST

1 Lauch putzen, längs halbieren und gründlich waschen. In dünne Halbringe schneiden. Apfel nach Wunsch schälen, vierteln und das Kerngehäuse entfernen. Viertel in dünne Scheiben schneiden. Hähnchenbrust mundgerecht würfeln.

2 Essig, Öl, Konfitüre und Senf mit der Brühe verquirlen, mit Salz und Pfeffer würzen.

3 Sonnenblumenkerne in einer Pfanne ohne Fett bei mittlerer Hitze etwa 3 bis 5 Minuten rösten.

4 Fleisch, Apfel, Lauch und die Hälfte der Kresse unter die Salatsauce heben und mit Sonnenblumenkernen und restlicher Kresse bestreut servieren. Für großen Hunger Saatenbrot dazu servieren (siehe Seite 158).

Hinweis: Bei empfindlichem Magen den Lauch einmal kurz in kochendem Wasser blanchieren.

ZUTATEN FÜR 2 PORTIONEN

- 1 gegartes Hähnchenbrustfilet (ca. 200 g)
- 1 Stange Lauch (ca. 200 g)
- 1 Apfel (ca. 200 g)
- 1 EL heller Essig (z. B. Apfelessig)
- 2 EL Öl (nach Geschmack, z. B. Rapskern- oder Olivenöl)
- 1 TL helle Konfitüre (z. B. Aprikose, Orange oder Lemoncurd)
- ½ TL Senf
- 2 EL Brühe
- Salz und Pfeffer
- 2 EL Sonnenblumenkerne (ca. 30 g)
- 2 Tabletts Kresse

Pro Portion: 359 kcal, 29 g E, 15 g F, 23 g KH, 4 g BST, 93 g Kalzium
10 Minuten Zubereitungszeit

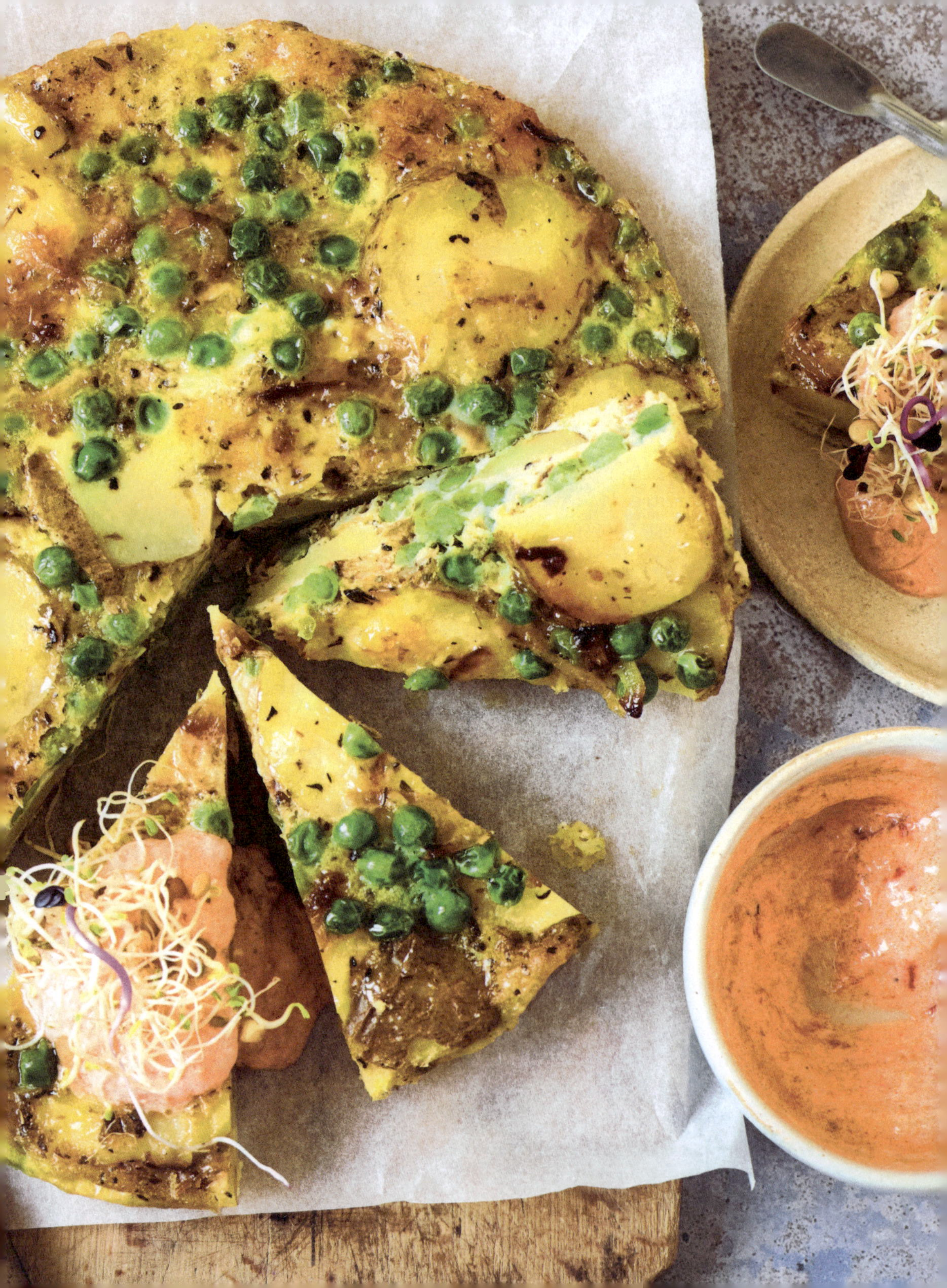

ERBSEN-FRITTATA MIT AJVAR-DIP

ZUTATEN FÜR 2 PORTIONEN

- **300 g gekochte Kartoffeln**
- **1 Zwiebel**
- **2 EL Rapsöl**
- **150 g TK-Erbsen**
- **4 Eier (Gr. M)**
- **Salz und Pfeffer**
- **1 TL getrocknete italienische Kräuter**
- **50 g geriebener Käse, z. B. Emmentaler**
- **50 g Ajvar (nach Geschmack mild oder scharf)**
- **100 g Vollmilchjoghurt**
- **optional Sprossen zum Garnieren**

1. Den Backofen auf 180 °C vorheizen.
2. Kartoffeln in Scheiben schneiden, Zwiebel pellen und in halbe Ringe schneiden.
3. Öl in einer ofenfesten Pfanne erhitzen, Kartoffeln und Zwiebeln darin 5 Minuten bei mittlerer Hitze braten. Erbsen untermischen.
4. Eier mit Salz, Pfeffer, Kräutern und Käse verrühren und unter das Gemüse mischen. Im Backofen auf mittlerer Schiene 15 bis 20 Minuten backen.
5. In der Zwischenzeit Ajvar mit Joghurt verrühren und mit Salz würzen.
6. Frittata auf ein Brett gleiten lassen. In Tortenstücke schneiden und mit dem Ajvar-Dip und eventuell einigen Sprossen servieren. Schmeckt lauwarm und kalt.

Hinweis: Ajvar wird traditionell aus Paprika und Auberginen zubereitet – eine würzige Gemüsepaste aus der Balkanküche, das reich an Vitamin C ist.

Pro Portion: 553 kcal, 29 g E, 30 g F, 36 g KH, 6 g BST, 494 mg Kalzium
35 Minuten Zubereitungszeit

KRÄUTERHUMMUS MIT PFANNENKÄSE

ZUTATEN FÜR 2 PORTIONEN

- **260 g Kichererbsen (siehe Seite 104)**
- **1 Bund Petersilie (ca. 50 g)**
- **2–3 EL Zitronensaft**
- **2 EL Tahin (40 g)**
- **Salz und Pfeffer**
- **gemahlener Kreuzkümmel**
- **1 große Tomate (ca. 125 g)**
- **1 Packung Grill- und Pfannenkäse/Halloumi (200 g, 2 Scheiben)**
- **½ TL Olivenöl**
- **1 TL Schwarzkümmel**
- **frischer Thymian**
- **1 EL natives Olivenöl**

1 Kichererbsen abgießen, Flüssigkeit dabei auffangen. Petersilie waschen, Blättchen abzupfen. Kichererbsen mit Petersilie, Zitronensaft und Tahini in der Küchenmaschine fein pürieren. Nach und nach vom Kichererbsenwasser zugeben, bis die gewünschte Konsistenz erreicht ist. Mit Salz, Pfeffer und Kreuzkümmel herzhaft abschmecken. Tomate würfeln.

2 Halloumi trocken tupfen. Eine beschichtete Pfanne mit wenig Olivenöl auspinseln, erhitzen und den Käse nach Packungsanweisung von beiden Seiten knusprig braun braten.

3 Käse und Hummus anrichten, mit Schwarzkümmel und Thymianblättchen bestreuen, mit je ½ EL Olivenöl beträufeln.

Hinweis: Kichererbsen, Tahin und Halloumi - ein unschlagbares Trio aus der nahöstlichen Küche, das reich an Protein und Kalzium ist.

Pro Portion: 755 kcal, 42 g E, 47 g F, 30 g KH, 8 g BST, 1 585 mg Kalzium
30 Minuten Zubereitungszeit

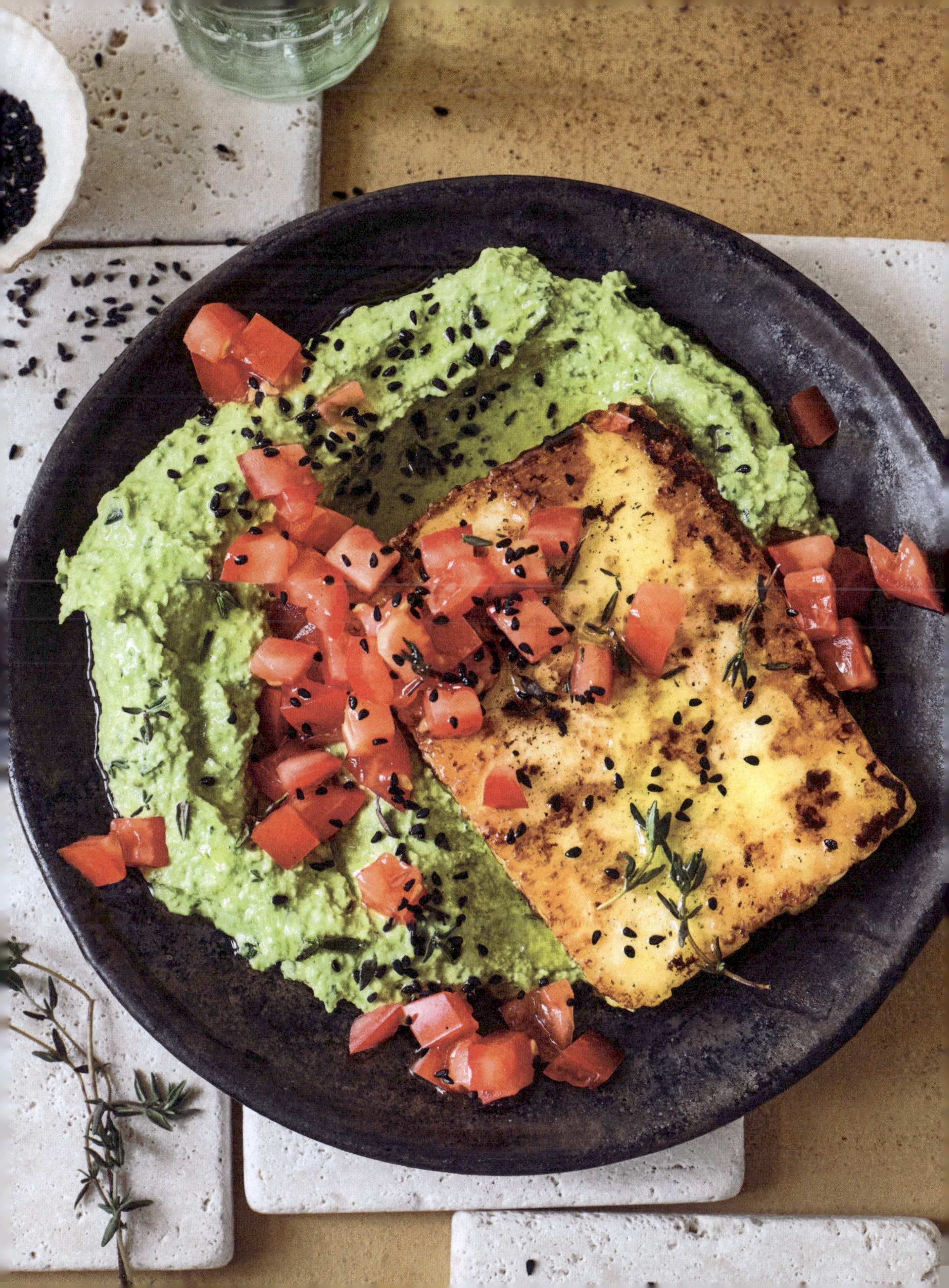

GRUNDREZEPT HÄHNCHENBRUSTFILET

ZUTATEN FÜR 8 PORTIONEN

- **1,2 l Geflügel- oder Gemüsebrühe**
- **1 Lorbeerblatt**
- **4 Hähnchenbrustfilets (je ca. 200 g)**

1 Brühe mit Lorbeerblatt in einem Topf aufkochen und die Hähnchenbrust darin etwa 10 bis 15 Minuten bei ganz kleiner Hitze gar ziehen lassen. Am besten in der Mitte einmal durchschneiden, damit man sieht, ob sie durchgegart ist.

2 Fleisch eventuell in Würfel, Streifen oder Scheiben schneiden und in Schraubdeckelgläser füllen. Brühe noch einmal aufkochen und das Fleisch damit bedecken. Schraubdeckelgläser sofort verschließen. Beim Abkühlen sollte der Deckel hörbar ploppen.

Hinweis: So verpackt und nach dem Abkühlen im Kühlschrank gelagert, bleibt das Fleisch etwa 4 Tage frisch. Wer es länger lagern möchte, friert das vorbereitete Fleisch ein. Durch die Brühe bleibt das Fleisch sehr saftig. Rechtzeitig aufgetaut, steht im Handumdrehen eine proteinreiche, leckere Mahlzeit auf dem Tisch. Brühe für Suppen und Saucen verwenden.

Pro Portion: 102 kcal, 23 g E, 1 g F, 0 g KH, 0 g BST, 14 g Kalzium
20 Minuten Zubereitungszeit

CURRY-GEFLÜGELSALAT

1 Fleisch in kleine Würfel schneiden. Ananas in Streifen schneiden, Erbsen mit kochendem Wasser übergießen, 5 Minuten stehen lassen und in einem Sieb abtropfen lassen.

2 Schnittlauch in feine Röllchen schneiden. Feldsalat waschen und trocken schleudern. Feldsalat auf zwei Teller verteilen.

3 Mayonnaise mit Joghurt verrühren, mit Curry, Zitronensaft, Salz und Pfeffer würzen. Die vorbereiteten Zutaten unter die Sauce rühren, eventuell noch einmal abschmecken. Currysalat auf dem Feldsalat anrichten.

ZUTATEN FÜR 2 PORTIONEN

- **1 gegartes Hähnchenbrustfilet (siehe Grundrezept)**
- **100 g Ananas (frisch oder aus der Konserve)**
- **100 g TK-Erbsen**
- **1 Bund Schnittlauch**
- **30 g Feldsalat (oder Salat nach Wahl)**
- **3 EL Salatmayonnaise (ca. 75 g)**
- **2 EL Vollmilchjoghurt (ca. 50 g)**
- **Curry (nach Geschmack mild oder scharf)**
- **Zitronensaft**
- **Salz und Pfeffer**

Pro Portion: 383 kcal, 29 g E, 21 g F, 15 g KH, 4 g BST, 83 mg Kalzium
10 Minuten Zubereitungszeit

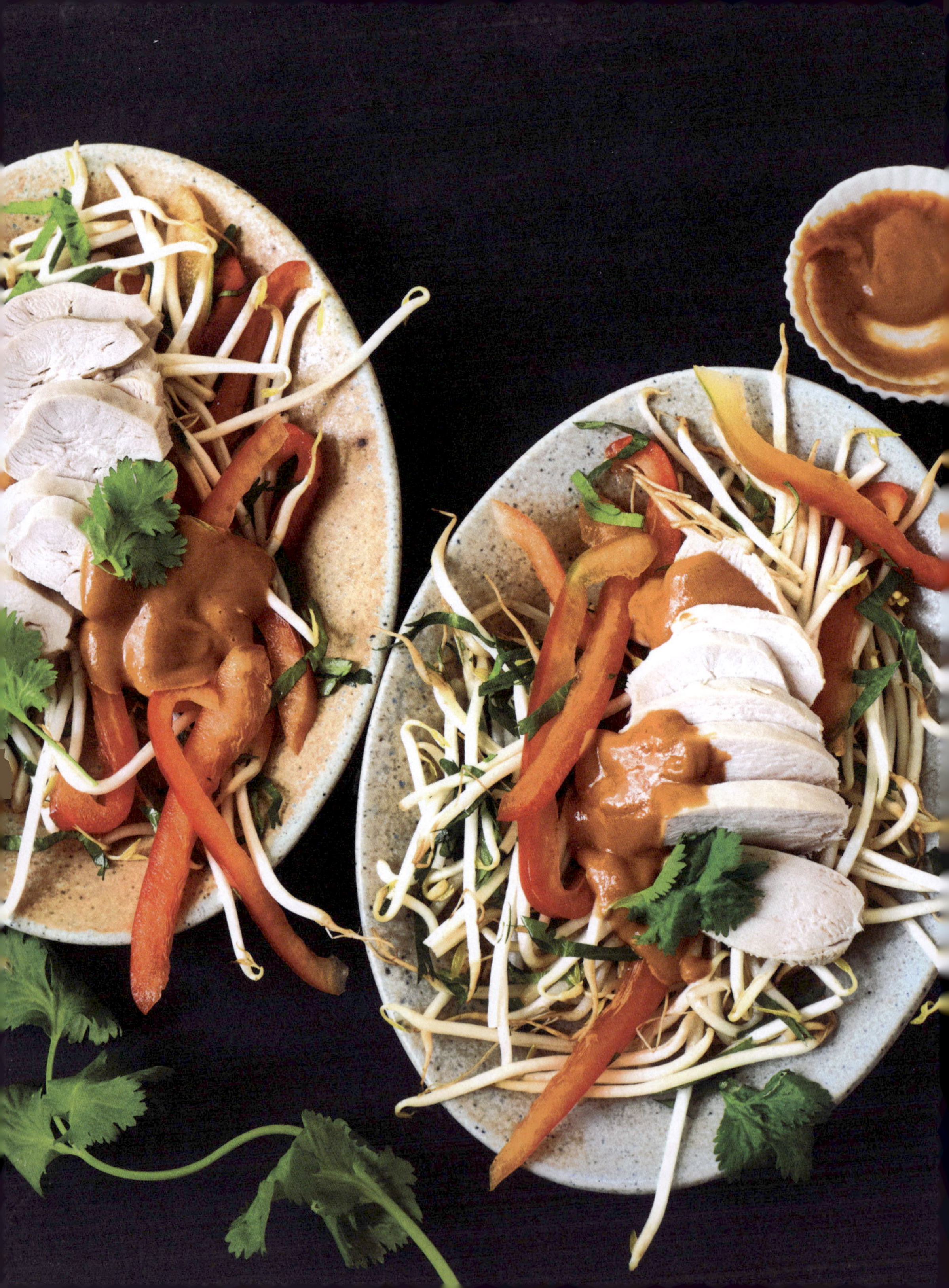

HÄHNCHEN-MUNGO-BOHNEN-SALAT

1 Fleisch in dünne Scheiben schneiden. Paprika in Streifen schneiden, Mungobohnensprossen waschen und abtropfen lassen. Korianderblättchen, bis auf ein paar zum Garnieren, fein hacken. Alles mit Sesamöl und 2 EL Reisessig mischen.

2 Erdnusscreme mit Sojasauce, 1 EL Reisessig, Chilisauce nach Geschmack und Zucker verrühren.

3 Salat auf Tellern anrichten, das Fleisch dachziegelartig darauf anrichten, die Erdnusssauce darauf verteilen. Mit Korianderblättchen garnieren.

Hinweis: Mungobohnensprossen stammen aus Asien und sind dort seit Jahrhunderten ein beliebtes Frühlingsgemüse. Sie sind besonders reich an Vitaminen und Mineralstoffen.

ZUTATEN FÜR 2 PORTIONEN

- 1 gegartes Hähnchenbrustfilet (siehe Grundrezept)
- ½ rote Paprikaschote
- 150 g Mungobohnensprossen (Kühlregal in der Gemüseabteilung)
- 5–6 Stiele Koriander
- 2 EL geröstetes Sesamöl
- 3–4 EL Reisessig (ersatzweise anderer milder Essig)
- 40 g Erdnusscreme
- 1 EL Sojasauce
- Chilisauce nach Geschmack (z. B. Sriracha oder Sambal Oelek)
- 1 TL Zucker (ersatzweise Ahornsirup oder Agavendicksaft)

Pro Portion: 356 kcal, 31 g E, 20 g F, 9 g KH, 3 g BST, 45 mg Kalzium
15 Minuten Zubereitungszeit

ITALIENISCHER GEFLÜGELSALAT

ZUTATEN FÜR 2 PORTIONEN

- **1 gegartes Hähnchenbrustfilet (siehe Grundrezept)**
- **1 kleine rote Zwiebel (ca. 40 g)**
- **2 Stangen Staudensellerie (ca. 100 g)**
- **100 g rote Trauben (am besten kernlos)**
- **1 kleines Bund Rucola (ca. 50 g)**
- **3 Stiele Basilikum**
- **2 EL Pinienkerne**
- **3 EL Salatmayonnaise (ca. 75 g)**
- **2 EL Vollmilchjoghurt (ca. 50 g)**
- **Salz und Pfeffer**
- **Zucker**
- **2–3 EL Balsamessig**

1 Fleisch in Streifen schneiden. Zwiebel schälen und fein würfeln, Sellerie putzen und in Scheiben schneiden. Trauben halbieren. Rucola putzen und in Streifen schneiden. Basilikum in feine Streifen schneiden.

2 Pinienkerne in einer Pfanne ohne Fett rösten. Mayonnaise mit Joghurt verrühren und mit Salz, Pfeffer und einer Prise Zucker würzen.

3 Rucola mit Balsamessig mischen und auf zwei Teller verteilen. Fleisch, Trauben, Zwiebeln und Sellerie unter das Dressing mischen und auf dem Salat verteilen. Mit Basilikumstreifen bestreuen.

Hinweis: Wenn alle Zutaten sehr klein geschnitten werden, kann der Salat als Brotaufstrich verwendet werden.

Pro Portion: 466 kcal, 30 g E, 29 g F, 16 g KH, 3 g BST, 117 mg Kalzium
10 Minuten Zubereitungszeit

KARTOFFEL-LINSENSALAT

1 Kartoffeln waschen, in der Schale in Salzwasser 20 Minuten garen.

2 Inzwischen Zwiebel schälen und würfeln. Zuckerschoten putzen und schräg in Stücke schneiden. Brühe aufkochen, Zuckerschoten darin 1 Minute kochen. Zwiebeln und Essig zugeben. Kartoffeln möglichst heiß pellen, in Scheiben schneiden und vorsichtig unter die Brühe heben. Abkühlen lassen.

3 Käse in kleine Würfel schneiden. Linsen abgießen und beides unter den Salat mischen, mit Salz, Pfeffer und eventuell Essig abschmecken. Zum Schluss das Öl unterheben.

Hinweis: Kartoffeln und Zuckererbsen am Vortag oder morgens zubereiten. Schmeckt rund um die Jahreszeiten statt mit Zuckererbsen auch mit Chicorée (Oktober bis April), Rucola (April bis August), Staudensellerie (Juli bis Oktober) oder Radicchio (August bis November). Der Salat bleibt in einer Lunchbox bis zur nächsten Mittagspause frisch und appetitlich.

ZUTATEN FÜR 2 PORTIONEN

- **400 g Kartoffeln (vorwiegend festkochend)**
- **Salz und Pfeffer**
- **1 Zwiebel (ca. 50 g)**
- **150 g Zuckerschoten**
- **150 ml Gemüsebrühe**
- **2–3 EL Essig (z. B. Apfel- oder Weinessig)**
- **60 g Bergkäse**
- **1 Dose Linsen (265 g)**
- **2–3 EL Oliven- oder Rapsöl**

Pro Portion: 572 kcal, 28 g E, 20 g F, 61 g KH, 12 g BST, 423 mg Kalzium
40 Minuten Zubereitungszeit

ASIA-NUDELSALAT MIT EDAMAME

ZUTATEN FÜR 2 PORTIONEN

- **100 g Sobanudeln (japanische Buchweizennudeln, ersatzweise Spaghetti)**
- **1 rote Paprikaschote (ca. 200 g)**
- **250 g Champignons**
- **2 Knoblauchzehen**
- **1–2 cm Ingwerknolle**
- **½ rote Chilischote**
- **2 EL Rapsöl**
- **200 g Edamame (Kühlregal in der Gemüseabteilung)**
- **2 EL Sojasauce**
- **½ TL Speisestärke**
- **2 EL Zitronensaft**
- **1 EL Ahornsirup**
- **1 EL geröstetes Sesamöl**
- **1 TL Butter**
- **2 Eier (Gr. M)**
- **1–2 EL süße Chilisauce (ersatzweise Tomatenketchup)**
- **Salz**
- **1–2 EL Sesamsaat**

1 Nudeln nach Packungsanweisung in kochendem Wasser garen (etwa 4 Minuten), in ein Sieb gießen und gut mit kaltem Wasser abspülen, damit sie nicht aneinanderkleben.

2 Paprika putzen und in Streifen schneiden, Pilze je nach Größe halbieren oder vierteln. Knoblauch und Ingwer schälen, Chili putzen, alles fein hacken. Rapsöl erhitzen, alles darin etwa 6 Minuten bissfest garen. In den letzten 3 Minuten Edamame zugeben.

3 In der Zwischenzeit Sojasauce mit Stärke glatt rühren. Zitronensaft, Ahornsirup und Sesamöl zugeben und unterrühren. Zum Schluss zum Gemüse geben und einmal aufkochen. Mit den Nudeln in einer Schüssel mischen.

4 Butter in einer beschichteten Pfanne erhitzen. Eier mit Chilisauce oder Ketchup und etwas Salz verquirlen, in die Pfanne gießen und etwa 3 Minuten stocken lassen, bis die Oberfläche fast fest ist. Entweder aufrollen oder in kleine Stückchen teilen und von der anderen Seite kurz fertig garen. Omelettrolle in Scheiben schneiden.

5 Nudelsalat mit Omelettstückchen oder -scheiben servieren, Sesamsaat darüberstreuen. Zum Mitnehmen vollständig abkühlen lassen und in gut schließende Transportboxen oder Schraubdeckelgläser füllen. Praktisch: Die Nudeln eventuell vor dem Kochen ein- bis zweimal durchbrechen.

Hinweis: Edamame sind unreif geerntete Sojabohnen, die alle essenziellen Aminosäuren enthalten. Sobanudeln bestehen aus Buchweizen und sind reich an Magnesium und Eisen.

Pro Portion: 630 kcal, 28 g E, 31 g F, 51 g KH, 12 g BST, 113 mg Kalzium
35 Minuten Zubereitungszeit

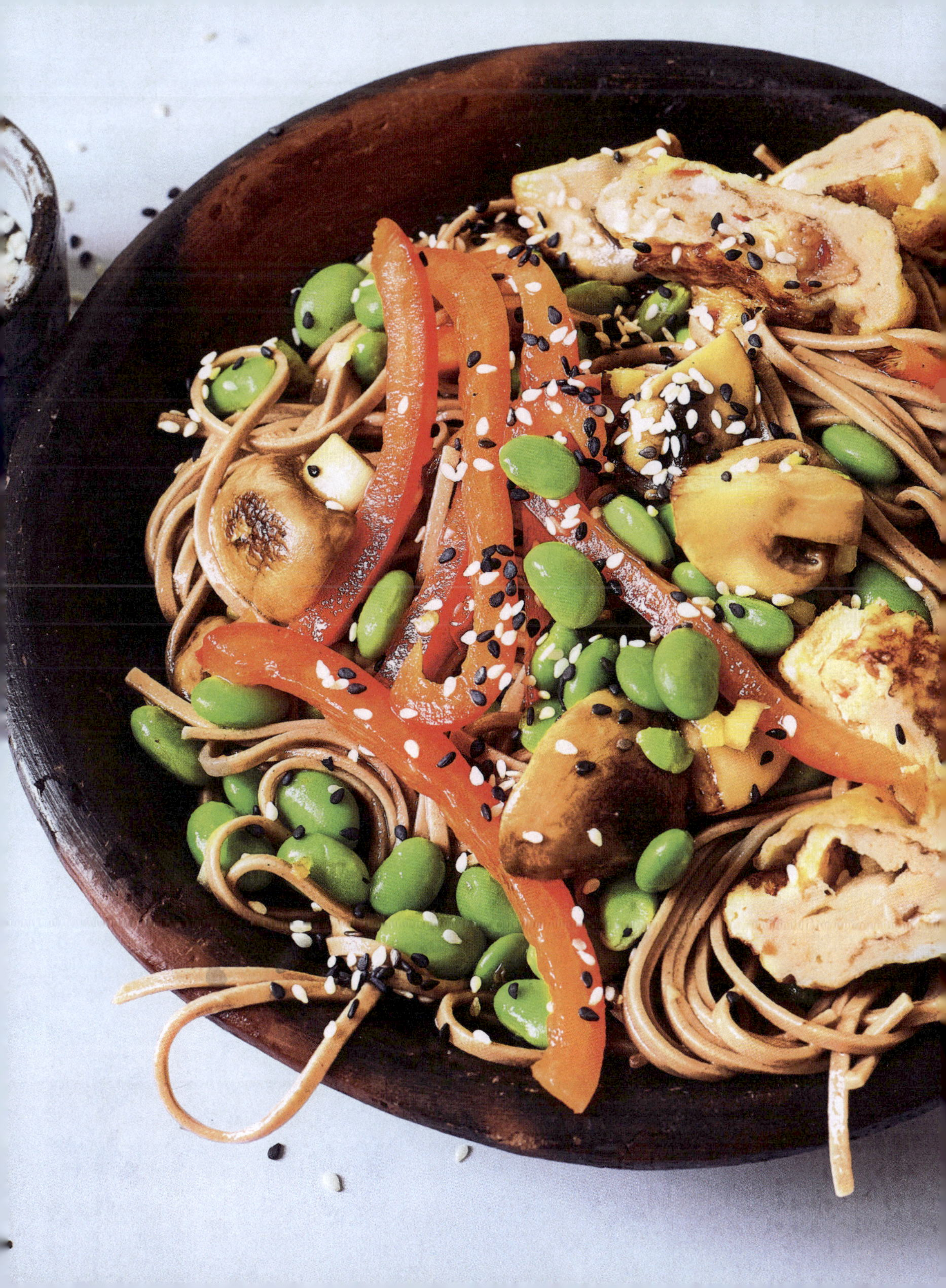

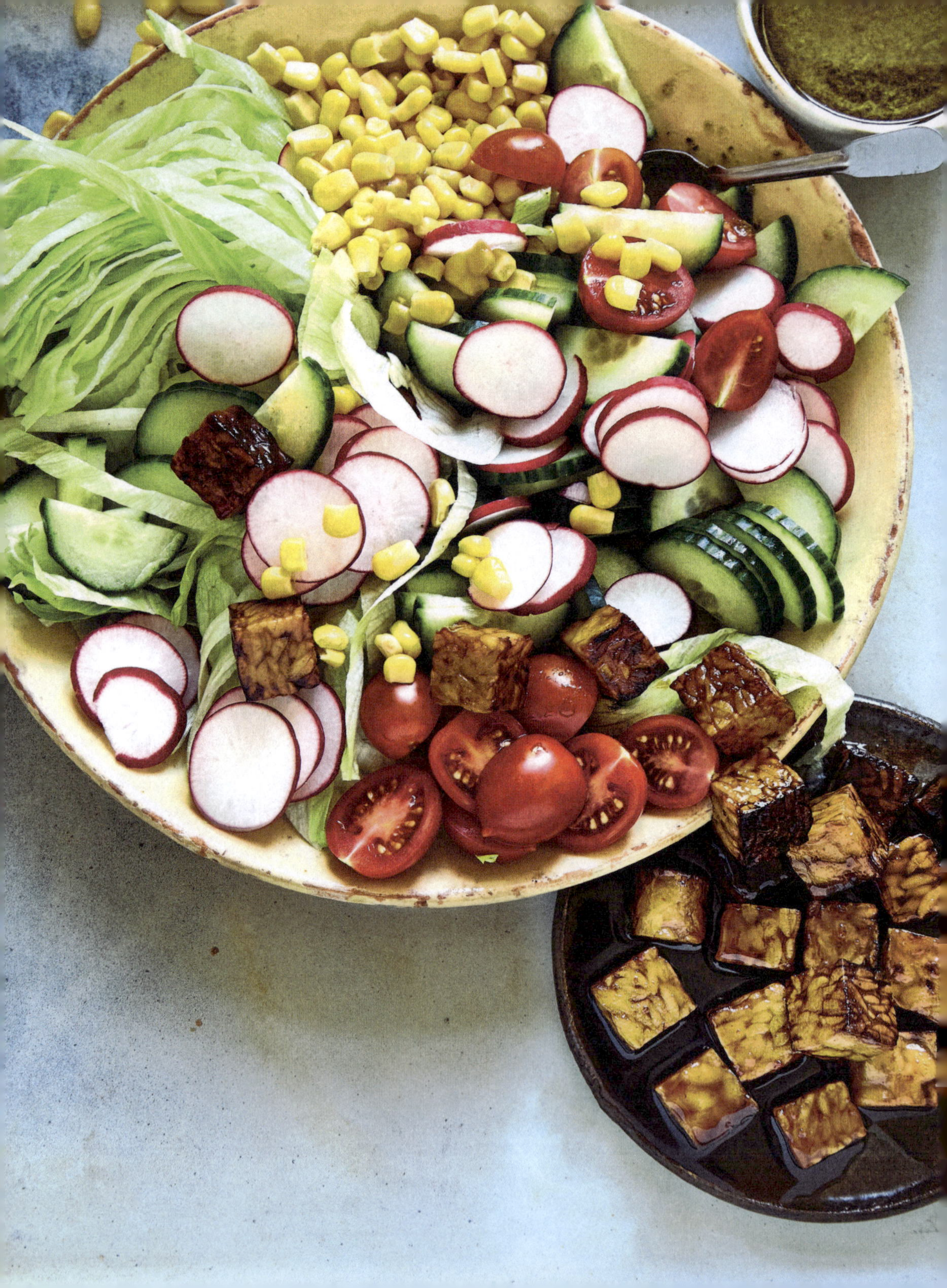

BUNTER SALAT MIT TEMPEH-WÜRFELN

1 Eisbergsalat in Streifen schneiden. Tomaten halbieren, Gurke nach Wunsch schälen, längs halbieren und in Scheiben schneiden. Radieschen in Scheiben schneiden. Mais abgießen.

2 Essig, Pesto und Öl verrühren, mit Salz, Pfeffer und einer Prise Zucker würzen. Dressing mit den Salatzutaten vermengen.

3 Tempeh in Würfel schneiden und im Rapsöl rundherum etwa 5 Minuten braten. Honig, Sojasauce, Essig und Chilisauce verrühren und in die Pfanne gießen. Bei mittlerer Hitze unter Rühren den Tempeh mit der Sauce überziehen und einkochen. Tempehwürfel auf dem Salat anrichten. Dazu passt Saatenbrot (siehe Seite 158) oder ein rustikales Bauernbrot.

Hinweis: Tempeh ist ein traditionelles asiatisches Fermentationsprodukt. Man bekommt es auch im durchschnittlich sortierten Supermarkt aus verschiedenen Hülsenfrüchten und in diversen Geschmacksrichtungen. Das proteinreiche Produkt liefert wertvolles pflanzliches Eiweiß – einfach mal ausprobieren!

ZUTATEN FÜR 2 PORTIONEN

- **150 g Eisbergsalat**
- **100 g Kirschtomaten**
- **½ Salatgurke (ca. 225 g)**
- **100 g Radieschen**
- **1 kleine Dose Mais (140 g)**
- **2 EL heller Balsamessig**
- **1 TL Pesto**
- **2 EL Oliven- oder Rapsöl**
- **Salz und Pfeffer**
- **Zucker**
- **1 Packung Tempeh (200 g, z. B. aus Berglinsen)**
- **1–2 EL Rapsöl**
- **1 EL Honig**
- **2 EL Sojasauce**
- **1 EL Essig (z. B. Reisessig)**
- **½ TL Chilisauce (z. B. Sriracha)**

Pro Portion: 456 kcal, 24 g E, 26 g F, 23 g KH, 11 g BST, 203 mg Kalzium
25 Minuten Zubereitungszeit

KRAUTSALAT-CAMEMBERT-OMELETT

ZUTATEN FÜR 2 PORTIONEN

- **4 Eier (Gr. M)**
- **2 EL Milch**
- **2 EL Sesamsaat**
- **Salz und Pfeffer**
- **40 g Rucola**
- **75 g Camembert (45 % Fett i. Tr.)**
- **125 g Krautsalat (Kühlregal)**
- **10 g Butter**
- **2–3 EL Asia-Chilisauce**

1 Eier mit Milch und Sesamsaat verquirlen, mit Salz und Pfeffer würzen. Rucola waschen, in Streifen schneiden. Camembert in Scheiben schneiden. Krautsalat gut abtropfen lassen.

2 Butter in einer beschichteten Pfanne erhitzen, Eimasse hineingießen und etwa 5 Minuten bei milder Hitze stocken lassen, bis die Oberfläche fast fest ist. Krautsalat und Camembert auf einer Hälfte des Omeletts verteilen, mit Asia-Sauce beträufeln. Omelett zur Hälfte überklappen und kurz erhitzen, bis der Camembert zu schmelzen beginnt.

3 Rucola auf zwei Teller verteilen, Omelett halbieren und daraufsetzen. Schmeckt heiß, lauwarm oder kalt.

Pro Portion: 470 kcal, 26 g E, 31 g F, 19 g KH, 2 g BST, 446 mg Kalzium
20 Minuten Zubereitungszeit

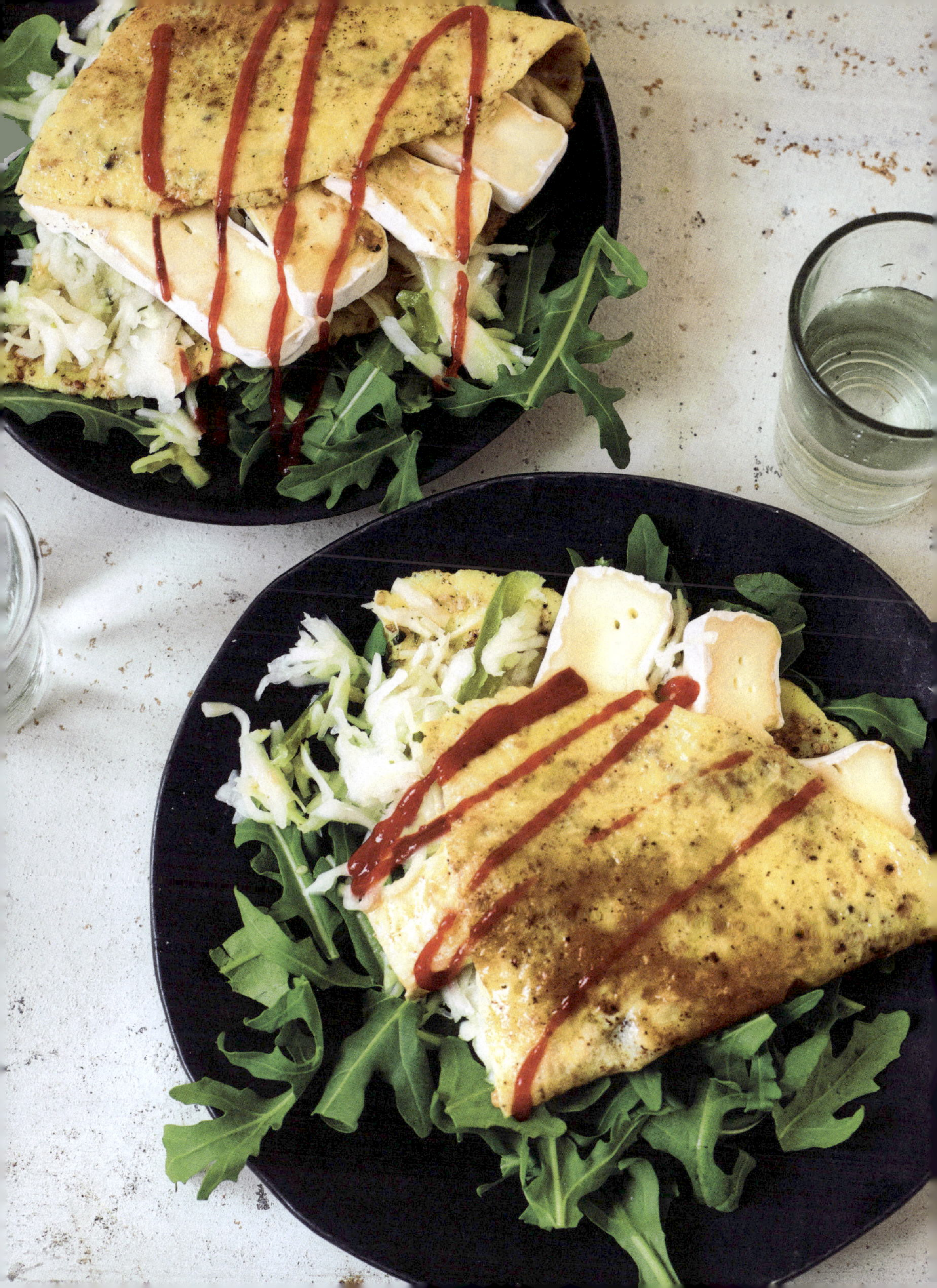

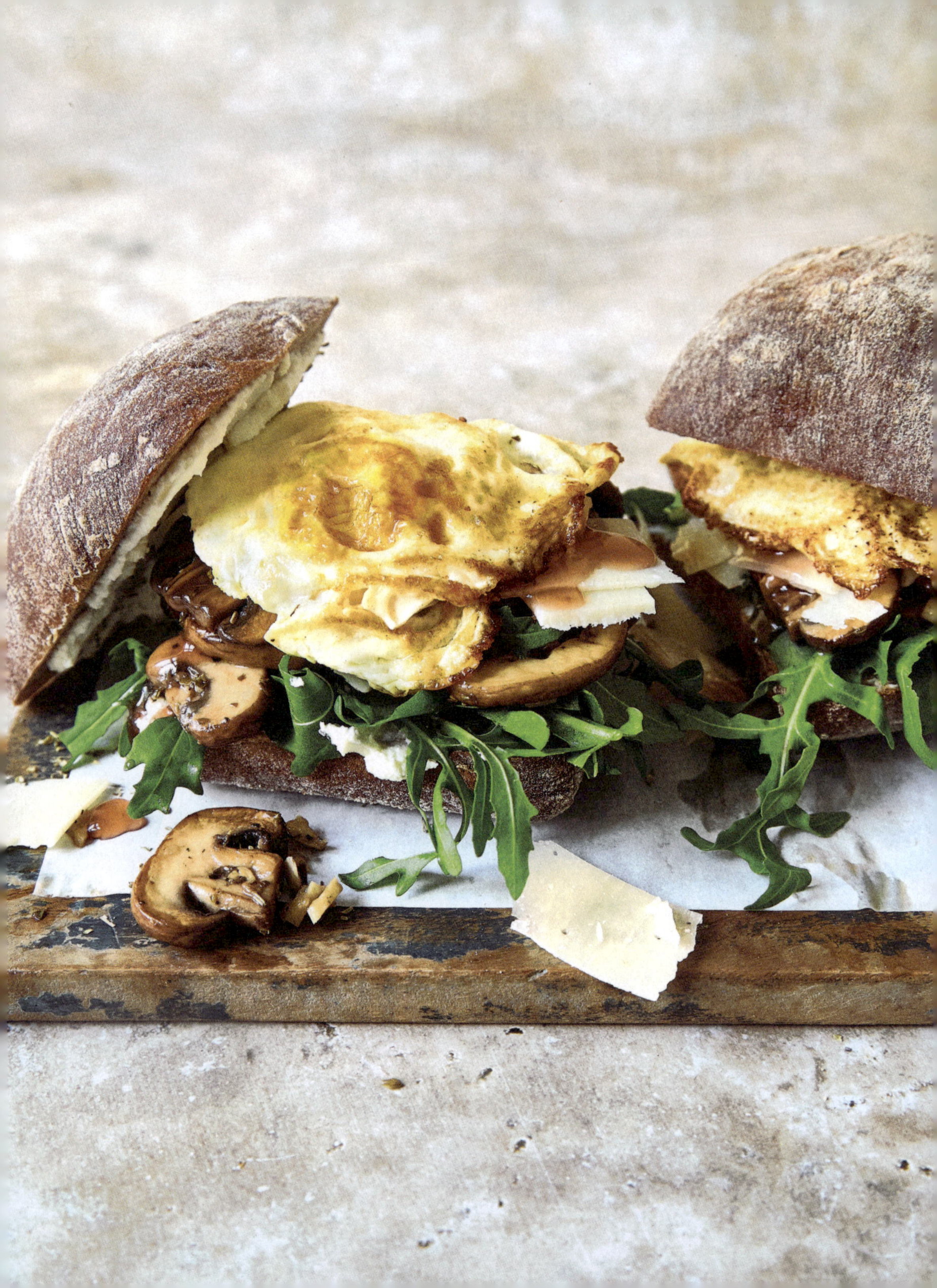

ITALIENISCHE PILZ-PANINI MIT SPIEGELEI

1 Pilze putzen und in Scheiben schneiden. Knoblauch schälen und fein hacken. Rucola putzen und eventuell kleiner zupfen.

2 1 EL Öl in einer Pfanne erhitzen und die Pilze darin 5 Minuten scharf braten. In der letzten Minute den Knoblauch zugeben. Mit Salz, Pfeffer, Zitronensaft und italienischen Kräutern würzen. Herausnehmen, die Pfanne auswischen.

3 1 EL Öl in der Pfanne erhitzen, darin 2 Spiegeleier braten, von jeder Seite etwa 2 Minuten.

4 Inzwischen die Brötchen waagerecht durchschneiden, alle Seiten mit Ricotta bestreichen und mit italienischen Kräutern würzen. Unterseiten mit Rucola, Champignons und Parmesan belegen, Crema di Balsamico darauf verteilen, mit Ei abschließen und den Brötchendeckel auflegen. Zum Mitnehmen fest in Folie wickeln.

ZUTATEN FÜR 2 PORTIONEN

- **200 g Champignons**
- **1 kleine Knoblauchzehe**
- **20 g Rucola**
- **2 EL Olivenöl**
- **Salz und Pfeffer**
- **Zitronensaft**
- **getrocknete italienische Kräuter**
- **2 Eier (Gr. M)**
- **2 Weizenvollkornbrötchen (je ca. 90 g, ersatzweise Ciabatta)**
- **40 g Ricotta oder Frischkäse**
- **15 g gehobelten Parmesan**
- **1–2 EL Crema di Balsamico**

Pro Portion: 494 kcal, 21 g E, 24 g F, 42 g KH, 7 g BST, 177 mg Kalzium
20 Minuten Zubereitungszeit

TRINKEN UND NASCHEN

IPANEMA-ESPRESSO

ZUTATEN FÜR 2 PORTIONEN

- **1 Bio-Limette**
- **4 Stiele Minze**
- **2 TL brauner Zucker (wahlweise auch Rohrzucker, z. B. Muscovado oder Demerera)**
- **300–400 ml Mineralwasser mit Kohlensäure (Kalziumgehalt über 300 mg/l)**
- **2 frisch gebrühte Espressi (je ca. 40 ml)**

1 Limette heiß waschen, längs halbieren, in Stücke schneiden und auf die Gläser verteilen. Minze waschen, zwei Stiele beiseitelegen. Rest etwas zerzupfen und ebenfalls in die Gläser geben. Je 1 TL braunen Zucker zugeben und mit einem Holzstößel oder Löffel zerdrücken.

2 Mit Mineralwasser auffüllen und umrühren. Gläser mit Eiswürfeln füllen, je einen Espresso vorsichtig darüber gießen. Mit restlicher Minze garnieren, eventuell mit Trinkhalm servieren.

Pro Glas: 38 kcal, 0 g E, 0 g F, 8 g KH, 0 g BST, 50 mg Kalzium
5 Minuten Zubereitungszeit

AVOCADO-KEFIR-DRINK

ZUTATEN FÜR 2 PORTIONEN

- 1 Avocado
- 2 Saftorangen (ergeben ca. 150 ml Saft)
- 1 Stiel Minze
- 200 ml stilles Mineralwasser (Kalziumgehalt über 250 mg/l)
- 300 ml fettarmer Kefir
- 1–2 EL Ahornsirup

1 Avocado halbieren, Kern entfernen und das Fruchtfleisch aus der Schale lösen. Grob zerteilen und in ein hohes Gefäß geben.

2 Orangen halbieren und auspressen. Minze waschen und grob hacken. Saft, Minze, Mineralwasser und Kefir zur Avocado geben und mit dem Pürierstab fein mixen. Mit Ahornsirup abschmecken und in zwei hohe Gläser füllen.

Hinweis: Frühstück „to go" wird aus dem Drink, wenn 2 EL zarte Haferflocken und 1 EL Nussmus mitpüriert werden. Einfach in einen Thermobecher füllen und unterwegs genießen.

Pro Portion: 226 kcal, 7 g E, 11 g F, 19 g KH, 3 g BST, 231 mg Kalzium | 5 Minuten Zubereitungszeit

BUTTERMILCH-GURKEN-LASSI

ZUTATEN FÜR 2 PORTIONEN

- ½ Bio-Gurke
- 3 Stiele Dill
- 350 g Buttermilch
- 2 EL Zitronensaft
- gemahlener Kreuzkümmel
- Salz

1 Gurke waschen und in grobe Stücke schneiden, Dillfähnchen von den Stielen zupfen.

2 Gurke, Dill, Buttermilch und Zitronensaft im Mixer fein pürieren. Mit Kreuzkümmel und einer Prise Salz abschmecken.

Hinweis: Buttermilch ist ein erfrischender und leichter Snack – sie bietet 3,5 g Protein und rund 110 mg Kalzium bei nur 37 kcal pro 100 ml. Als erfrischenden Sommerdrink mit prickelndem, kalziumreichem Mineralwasser genießen.

Pro Portion: 80 kcal, 6 g E, 1 g F, 9 g KH, 1 g BST, 208 mg Kalzium | 5 Minuten Zubereitungszeit

RICOTTA-TRIFLE

ZUTATEN FÜR 2 PORTIONEN
- 4 Haferkekse (ca. 60 g)
- 2 Pfirsiche (ca. 250 g)
- 200 g Ricotta
- Saft von ½ Zitrone
- 1 EL Kakaosplitter (Nibs)

1 Kekse grob zerbröseln und in zwei Schüsseln geben. Pfirsiche in Spalten vom Stein schneiden, dann in mundgerechte Stücke schneiden. Auf den Keksen verteilen.

2 Ricotta mit Zitronensaft glatt rühren und auf die Früchte geben. Mit Kakaonibs bestreuen.

Hinweis: Ricotta kommt ursprünglich aus Italien und wird aus Molke hergestellt. Er schmeckt von Natur aus leicht süß und eignet sich daher ohne zugesetzten Zucker für die Zubereitung von Süßspeisen. 100 Gramm enthalten rund 220 mg Kalzium.

Pro Portion: 379 kcal, 13 g E, 19 g F, 34 g KH, 5 g BST, 233 mg Kalzium | Zubereitungszeit: 10 Minuten

HEIDELBEER-NICECREAM

ZUTATEN FÜR 2 PORTIONEN
- 1 vollreife Banane (ca. 130 g)
- 100 g Hüttenkäse
- 100 g TK-Heidelbeeren
- 1–2 TL Honig
- 1 EL Zitronensaft

1 Die Banane schälen, in grobe Stücke schneiden und über Nacht (mindestens aber 4 Stunden) einfrieren.

2 Hüttenkäse, Heidelbeeren, Honig, Zitronensaft und die eingefrorenen Bananenstücke in einem Mixer oder mit dem Pürierstab pürieren. Direkt als softes Eis servieren oder noch einmal für etwa 1 Stunde einfrieren.

Hinweis: Perfekt für Bananen, die zu reif geworden sind und nicht direkt Verwendung finden. Portionsweise einfrieren und zum Beispiel auch mit TK-Himbeeren oder einer Beerenmischung zum leckeren Dessert verarbeiten.

Pro Portion: 120 kcal, 7 g E, 1 g F, 17 g KH, 4 g BST, 43 mg Kalzium | 10 Minuten Zubereitungszeit + mindestens 4 Stunden Kühlzeit

APFEL-INGWER-SPRITZ

ZUTATEN FÜR 2 PORTIONEN

- **1 cm Ingwerknolle**
- **3 kleine Zweige Rosmarin**
- **2 EL Apfelessig**
- **6 EL Apfelsaft**
- **1–2 Msp. Kurkuma**
- **Eiswürfel**
- **250 ml stilles Mineralwasser (Kalziumgehalt über 250 mg/l)**

1 Ingwer waschen und mit der Schale hacken oder in dünne Scheiben schneiden. 1 kleinen Zweig Rosmarin grob hacken. Ingwer und Rosmarin mit Apfelessig, Apfelsaft und Kurkuma in einen Shaker oder ein Schraubdeckelglas geben, verschließen und etwa 30 Sekunden gut durchschütteln.

2 Durch ein Teesieb in zwei Sektgläser füllen. Eiswürfel zugeben, mit Mineralwasser auffüllen und mit je einem kleinen Rosmarinzweig servieren.

Pro Glas: 19 kcal, 0 g E, 0 g F, 4 g KH, 0 g BST, 35 mg Kalzium | 5 Minuten Zubereitungszeit

HAGEBUTTEN-EISTEE

ZUTATEN FÜR 2 PORTIONEN

- **2 Beutel Hagebuttentee**
- **1–2 EL Holunderblütensirup**
- **400 ml Mineralwasser mit Kohlensäure (Kalziumgehalt über 250 mg/l)**
- **4 Scheiben Bio-Zitrone**
- **40 g TK-Himbeeren**

1 Hagebuttentee mit 200 ml kochendem Wasser aufgießen, 10 Minuten ziehen lassen, die Beutel herausnehmen. Erst bei Zimmertemperatur, dann im Kühlschrank kühlen.

2 Kalten Tee mit Holunderblütensirup und Mineralwasser verrühren, mit Zitronenscheiben und TK-Himbeeren in Gläsern servieren.

Pro Portion: 25 kcal, 0 g E, 0 g F, 5 g KH, 1 g BST, 60 mg Kalzium | 10 Minuten Zubereitungszeit + 15 Minuten Kühlzeit

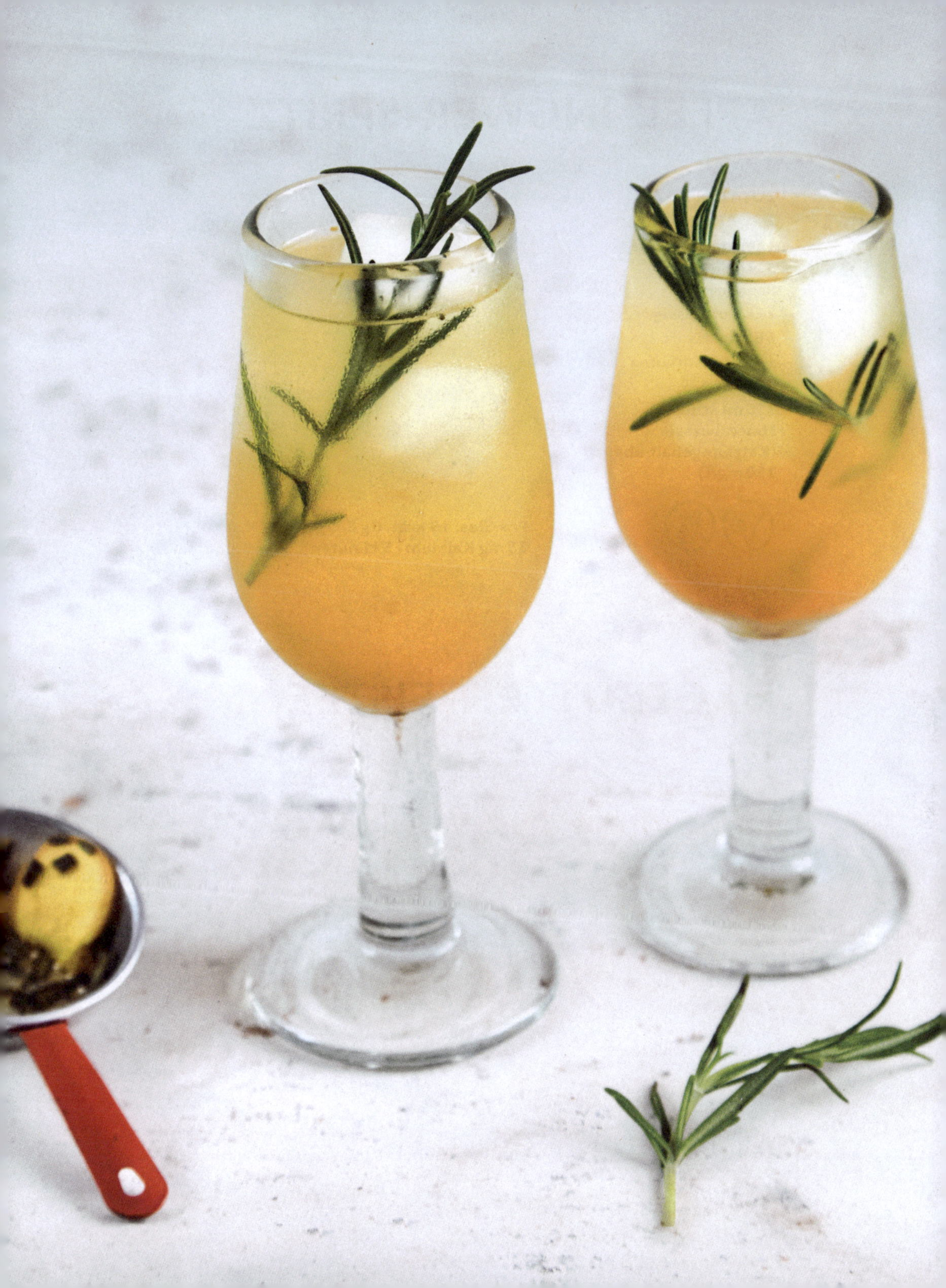

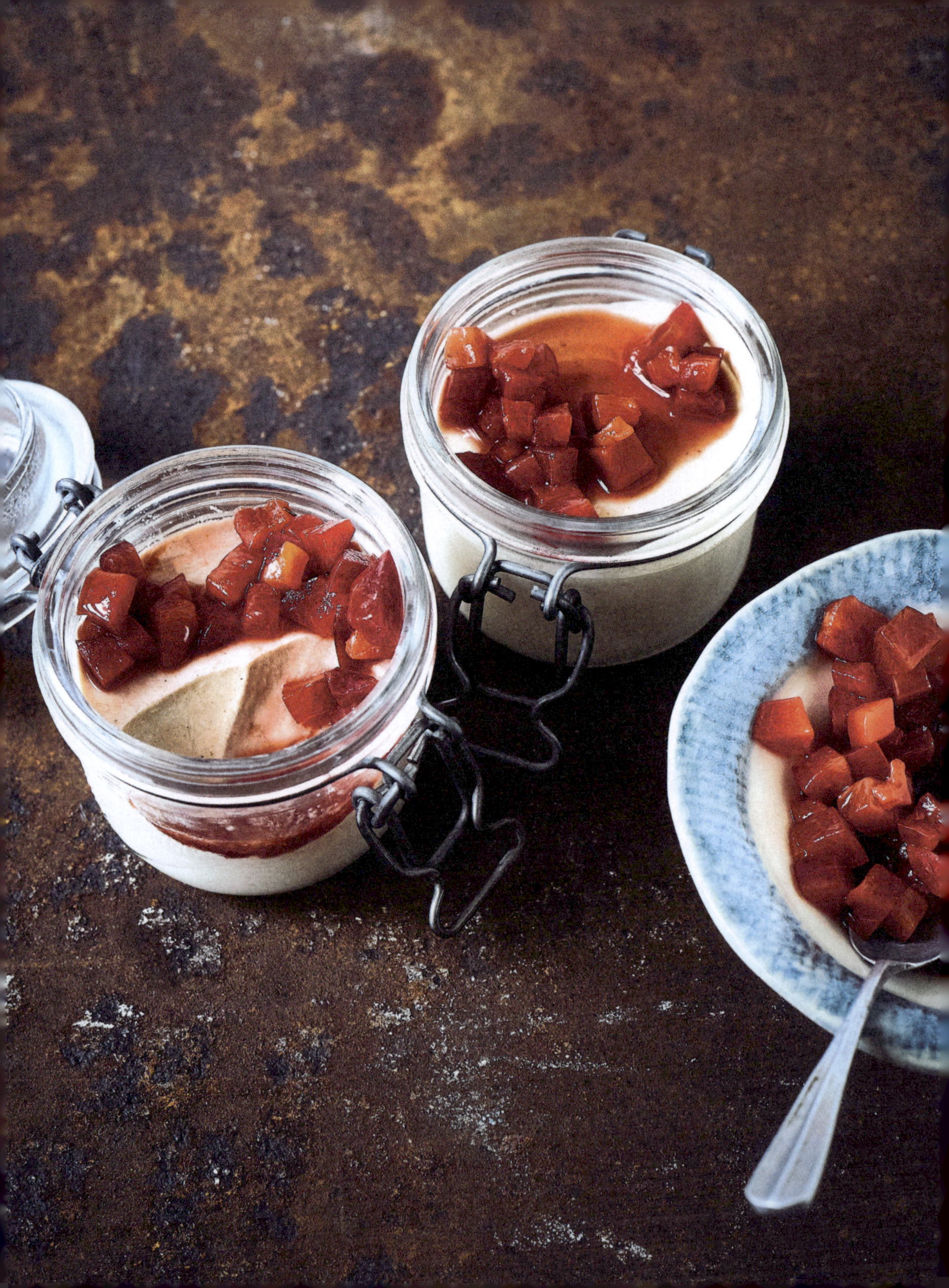

HASELNUSS-PANNA-COTTA MIT ZWETSCHGEN

1 Gelatine 5 Minuten in kaltem Wasser einweichen. Sahne und 30 g Zucker erwärmen, bis sich der Zucker gelöst hat. Gelatine gut ausdrücken und in der warmen Sahne auflösen. Joghurt und Nussmus unterrühren und in Gläser füllen. Zuerst bei Zimmertemperatur abkühlen lassen, dann im Kühlschrank für mindestens 2 Stunden kalt stellen.

2 Zwetschgen entkernen und würfeln. Mit 2 TL Zucker und Balsamessig in einem kleinen Topf 3 bis 4 Minuten köcheln, abkühlen lassen.

3 Zwetschgen auf der erstarrten Panna Cotta anrichten.

ZUTATEN FÜR 2–3 PORTIONEN

- **2 Blatt Gelatine**
- **100 g Schlagsahne**
- **30 g + 1–2 TL Zucker (wahlweise Ahornsirup oder Rohrzucker)**
- **200 g Vollmilchjoghurt**
- **40 g Haselnussmus**
- **125 g Zwetschgen oder Pflaumen**
- **1–2 TL Balsamessig (ersatzweise Zitronensaft)**

Pro Portion (bei 3 Portionen): 313 kcal, 7 g E, 20 g F, 21 g KH, 2 g BST, 132 mg Kalzium
15 Minuten Zubereitungszeit + ca. 2 Stunden Kühlzeit

QUARKPUFFER MIT NEKTARINEN

ZUTATEN FÜR 2 PORTIONEN

- **2 TL Zitronensaft**
- **1 TL Honig**
- **2 Nektarinen (ca. 250 g)**
- **250 g Magerquark**
- **1 EL Zucker (20 g) (wahlweise Ahornsirup oder Rohrzucker)**
- **1 EL Grieß (15 g)**
- **4 EL Mehl (60 g)**
- **1 Ei (Gr. M)**
- **20 g Butter**
- **2 TL Puderzucker**
- **20 g gehackte Pistazien (ungesalzen)**

1. Zitronensaft und Honig verrühren. Nektarinen in Spalten vom Stein schneiden und darin wenden.

2. Quark mit Zucker, Grieß, Mehl und Ei verquirlen. Butter in einer beschichteten Pfanne erhitzen, je einen gehäuften Esslöffel Teig für 6 Puffer in die Pfanne geben, mit dem Löffelrücken flach drücken. Von jeder Seite 2 bis 3 Minuten goldbraun ausbraten.

3. Puffer und Nektarinen anrichten, Puffer mit Puderzucker bestreuen, Nektarinen mit Pistazien bestreuen.

Pro Portion: 522 kcal, 27 g E, 16 g F, 61 g KH, 5 g BST, 152 mg Kalzium
20 Minuten Zubereitungszeit

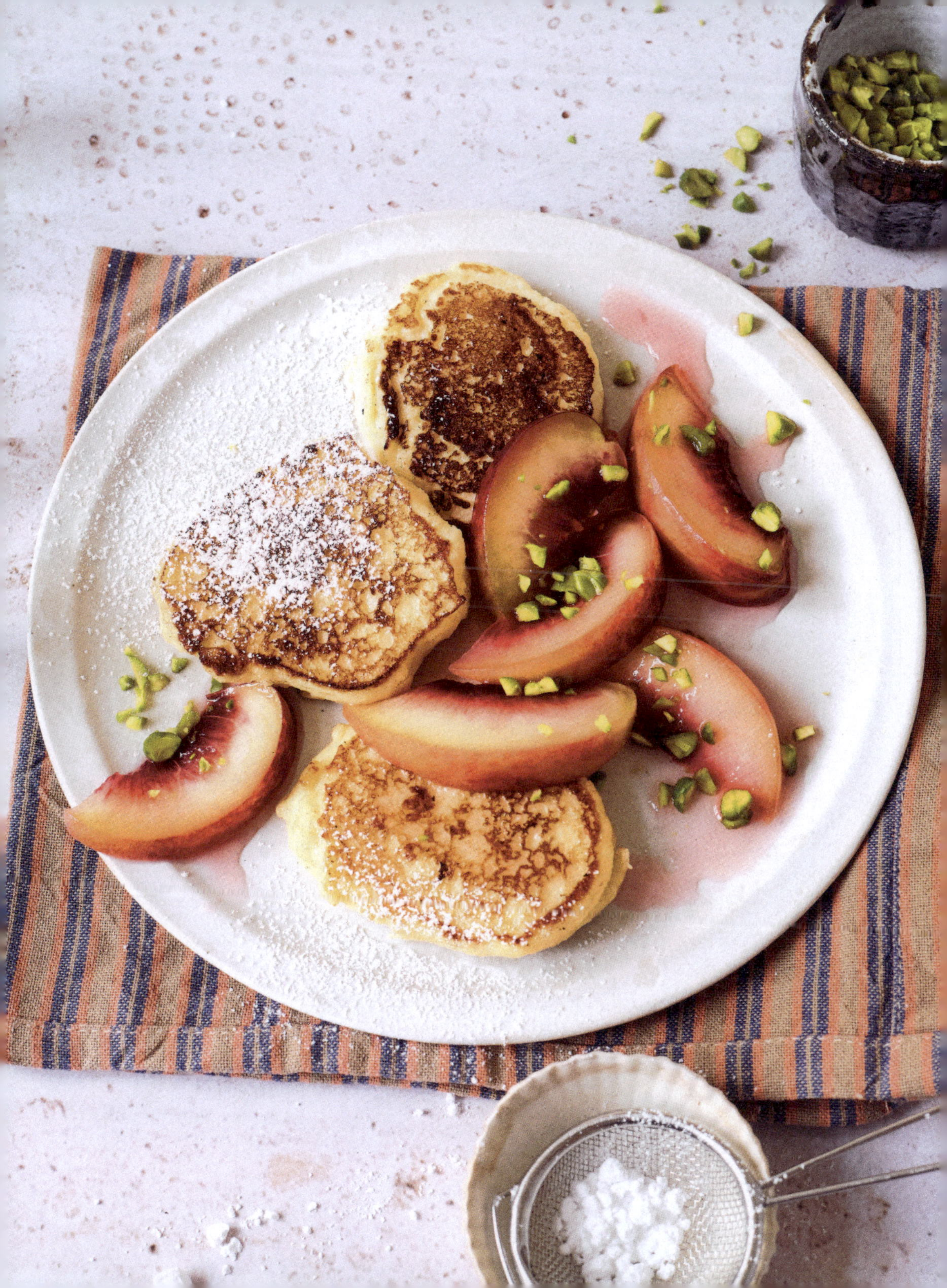

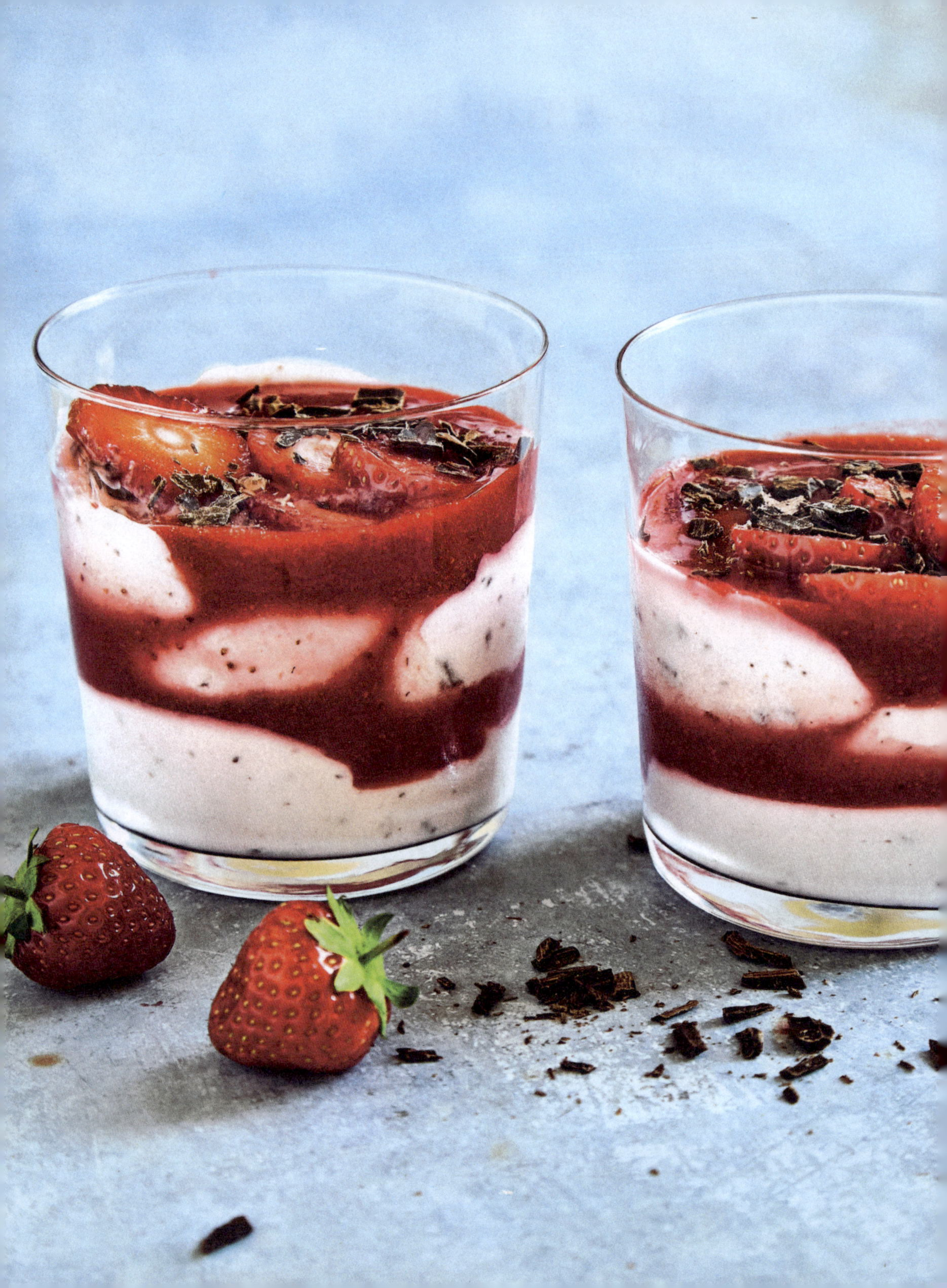

RICOTTA-ERDBEER-DESSERT

1 Erdbeeren putzen und bis auf eine für die Deko mit Puderzucker und Zitronensaft in einem hohen Becher pürieren.

2 Ricotta mit etwa 75 g Erdbeerpüree glatt rühren. 1 EL Raspelschokolade unterrühren. Für die Deko die Erdbeere in feine Scheiben schneiden.

3 Creme und Püree abwechselnd in Gläser füllen, mit Erdbeere und restlicher Schokolade garnieren.

ZUTATEN FÜR 2 PORTIONEN

- **200–250 g Erdbeeren**
- **1 EL Puderzucker**
- **1 EL Zitronensaft**
- **250 g Ricotta**
- **2 EL Raspelschokolade**

Pro Portion: 285 kcal, 12 g E, 17 g F, 18 g KH, 2 g BST, 290 mg Kalzium
10 Minuten Zubereitungszeit

VORRÄTE

QUARK-LEINSAMEN-BRÖTCHEN

1 Leinsamen und Wasser in einer Schüssel verrühren und 5 Minuten quellen lassen. Backofen auf 180 °C vorheizen.

2 Quark, Mehl, Salz und Backpulver zugeben und mit den Knethaken zu einem glatten Teig verarbeiten. 12 gleich große Teigstücke abstechen (à etwa 90 g) und in die gefetteten Mulden eines Muffinblechs geben.

3 Die Brötchen über Kreuz einschneiden und auf der mittleren Schiene etwa 25 Minuten backen.

Pro Stück: 175 kcal, 11 g E, 3 g F, 24 g KH, 3 g BST, 67 mg Kalzium | 40 Minuten Zubereitungszeit

ZUTATEN FÜR 12 STÜCK

- **60 g geschroteter Leinsamen**
- **100 ml kaltes Wasser**
- **500 g Magerquark**
- **200 g Weizenmehl (Type 405) oder Dinkelmehl (Type 630)**
- **1–1 ½ TL Salz**
- **1 Päckchen Backpulver**

NUSS- UND SAATENMIX

1 Sesamsaat unter Wenden in einer Pfanne bei kleiner Hitze ohne Fett 3 bis 5 Minuten rösten. Auf einen Teller geben. Mandeln grob hacken. Zusammen mit Erdnüssen ebenfalls 3 bis 5 Minuten rösten. Kürbis- und Sonnenblumenkerne auch 3 bis 5 Minuten rösten. Alle Kerne abkühlen lassen.

2 Leinsamen unterrühren und den Nussmix in eine gut schließende Box oder ein Glas mit Schraubdeckel füllen und binnen eines Monats verbrauchen.

Pro Esslöffel: 84 kcal, 4 g E, 6 g F, 1 g KH, 2 g BST, 30 mg Kalzium | 20 Minuten Zubereitungszeit

ZUTATEN FÜR 300 GRAMM

- **50 g Sesamsaat**
- **50 g Mandeln (mit brauner Schale)**
- **50 g Erdnüsse (ungesalzen)**
- **50 g Kürbiskerne**
- **50 g Sonnenblumenkerne**
- **50 g geschrotete Leinsamen**

SCHOKOGRANOLA

ZUTATEN FÜR 10 PORTIONEN

- **80 g flüssiger Honig**
- **5 EL Rapsöl**
- **1 EL Kakao**
- **250 g kernige Haferflocken**
- **100 g Nüsse und Samen nach Wahl (z. B. Kürbiskerne, Wal- oder Haselnüsse, Mandeln)**
- **40 g Sesamsaat**
- **30 g Leinsamen, geschrotet**

1 Den Backofen auf 120 °C vorheizen.

2 Honig, Öl und Kakao in einer Schüssel verrühren. Haferflocken, Nüsse, Sesamsaat und Leinsamen gut unterheben. Alles auf einem mit Backpapier ausgelegten Backblech verteilen.

3 Auf der mittleren Schiene etwa 30 bis 40 Minuten knusprig rösten. Dabei zwischendurch mit einem Pfannenwender durchmischen, sodass alles gleichmäßig bräunt.

4 Granola abkühlen lassen und in einem Glas oder einer gut schließenden Box aufbewahren und binnen eines Monats verbrauchen.

Hinweis: Ohne Kakao gelingt eine „Grundmischung" Granola, die zum Beispiel mit Zimt, Anis, Kardamom oder Vanille verfeinert werden kann. Gewünschte Gewürze einfach mit Öl und Honig verrühren, damit sich alles gut verteilt. Wer sich eine vegane Alternative wünscht, verwendet Ahornsirup oder Agavendicksaft. Rosinen oder – für einen leicht sauren Kick – getrocknete Berberitzen mischt man erst nach dem Backen unter, sie sorgen für zusätzlichen Genuss.

Pro Portion: 257 kcal, 8 g E, 13 g F, 23 g KH, 5 g BST, 48 mg Kalzium
45 Minuten Zubereitungszeit + 15 Minuten Abkühlzeit

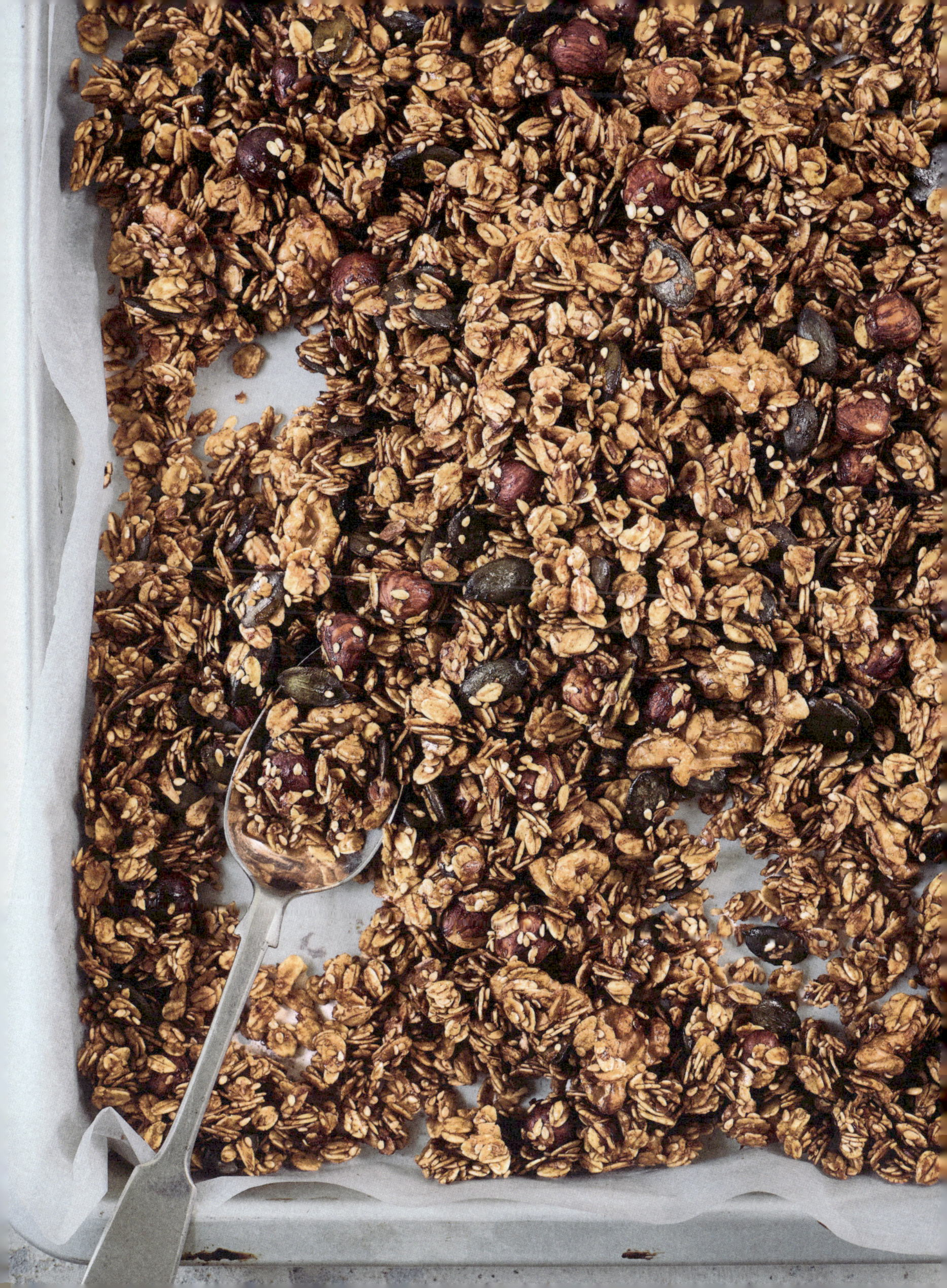

KICHERERBSEN FÜR DEN VORRAT

ZUTATEN FÜR 10 PORTIONEN

- **500 g getrocknete Kichererbsen**
- **2 Lorbeerblätter**
- **1 TL Kreuzkümmel**
- **2 TL Salz**

1 Kichererbsen etwa 12 Stunden in reichlich kaltem Wasser einweichen.

2 Lorbeerblätter kleiner brechen und mit dem Kreuzkümmel in einen Teefilter oder ein Tee-Ei füllen. Das Wasser von den Kichererbsen abgießen und die Kichererbsen mit etwa 1 ½ Litern frischem Wasser aufkochen. Gewürze zugeben und zugedeckt bei kleiner Hitze 35 bis 40 Minuten köcheln. 10 Minuten vor Ende der Garzeit das Salz zugeben.

3 In der Zwischenzeit die Gläser und Deckel zur Sterilisierung randvoll mit kochendem Wasser füllen, nach einigen Minuten abgießen. Deckel und Rand nicht mehr berühren.

4 Kichererbsen abgießen, die Garflüssigkeit dabei auffangen, die Gewürze wegwerfen. Kichererbsen in die Gläser verteilen (etwa 240 g pro Glas) und mit der heißen Flüssigkeit randvoll auffüllen. Zudrehen und nach dem Abkühlen kühl und dunkel aufbewahren. Haltbarkeit etwa 2 Wochen, im Kühlschrank mindestens 4 Wochen.

Hinweis: Vorgegarte Kichererbsen sind eine schnell verfügbare, proteinreiche Ergänzung für Suppen, Salate und Eintöpfe. Aus 500 g getrockneten Hülsenfrüchten erhält man etwa 10 Beilagen-Portionen, die bei Bedarf blitzschnell zubereitet sind. Einfach in Suppe oder Eintopf erhitzen oder kalt über die Salate streuen. Besonders köstlich: Kurz in der Pfanne aufbraten, zum Beispiel mit Curry, Paprikapulver oder Chili würzen und dann erst die Salate damit toppen.

Pro Portion: 170 kcal, 9 g E, 2 g F, 22 g KH, 8 g BST, 65 mg Kalzium
40 Minuten Zubereitungszeit + 12 Stunden Einweichzeit

VEGANE KIDNEYBOHNEN-BRATLINGE

ZUTATEN FÜR 6 PORTIONEN

- **2 Dosen Kidneybohnen (je 425 ml)**
- **2 Zwiebeln**
- **2 Knoblauchzehen**
- **5 EL Rapsöl**
- **50 g getrocknete Tomaten aus dem Beutel**
- **125 g feine Haferflocken**
- **1 EL Senf**
- **Salz und Pfeffer**

1 Kidneybohnen abgießen und abtropfen lassen. Zwiebeln und Knoblauch schälen, hacken und in 1 EL Öl glasig dünsten. Tomaten fein würfeln.

2 Bohnen in eine Schüssel geben und mit einem Kartoffelstampfer oder einer Gabel gut zerdrücken. Zwiebelmix, Haferflocken, Tomaten und Senf zugeben. Masse gut verrühren, dabei mit Salz und Pfeffer würzen, 15 Minuten quellen lassen.

3 Aus der Masse 12 Bratlinge formen. Restliches Öl in einer Pfanne erhitzen, die Bratlinge darin in zwei Portionen von jeder Seite etwa 5 Minuten braten. Für zwei Portionen vier Bratlinge einfrieren.

Pro Portion: 279 kcal, 12 g E, 10 g F, 28 g KH, 11 g BST, 65 mg Kalzium
50 Minuten Zubereitungszeit

TAHIN-DRESSING

ZUTATEN FÜR 8 PORTIONEN

- **60 g Tahin (Sesammus)**
- **Saft von 1 Zitrone**
- **5 EL Olivenöl**
- **2 TL Senf**
- **2 TL Honig (oder Ahornsirup)**
- **100 ml stilles Mineralwasser**

1 Sesammus mit Zitronensaft, Rapsöl, Senf, Honig und Mineralwasser pürieren. Mit Salz und Pfeffer würzen. In einem Schraubglas bleibt das Dressing etwa 1 Woche frisch.

Hinweis: Das kalziumreiche Tahin, das aus gemahlenen Sesamsamen hergestellt wird, ist ein Grundbestandteil der traditionellen nahöstlichen Küche und wird seit Jahrhunderten für Dips, Saucen und Backwaren verwendet

Pro Portion: 107 kcal, 1 g E, 9 g F, 2 g KH, 0 g BST, ca. 50 mg Kalzium | 5 Minuten Zubereitungszeit

JOGHURT-BASILIKUM-DRESSING

ZUTATEN FÜR 8 PORTIONEN

- **½ Bund Basilikum**
- **40 g Kürbiskerne**
- **200 g Vollmilchjoghurt**
- **4 EL heller Balsamessig**
- **4 EL Olivenöl**
- **Salz und Pfeffer**
- **Zucker**

1 Basilikum waschen und grob hacken. Kürbiskerne, Basilikum, Joghurt und Balsamessig im Blitzhacker sehr fein pürieren. Olivenöl untermischen und mit Salz, Pfeffer und Zucker abschmecken. In einem Schraubglas bleibt das Dressing etwa 1 Woche frisch.

Pro Portion: 96 kcal, 3 g E, 8 g F, 2 g KH, 0 g BST, 34 mg Kalzium | 5 Minuten Zubereitungszeit

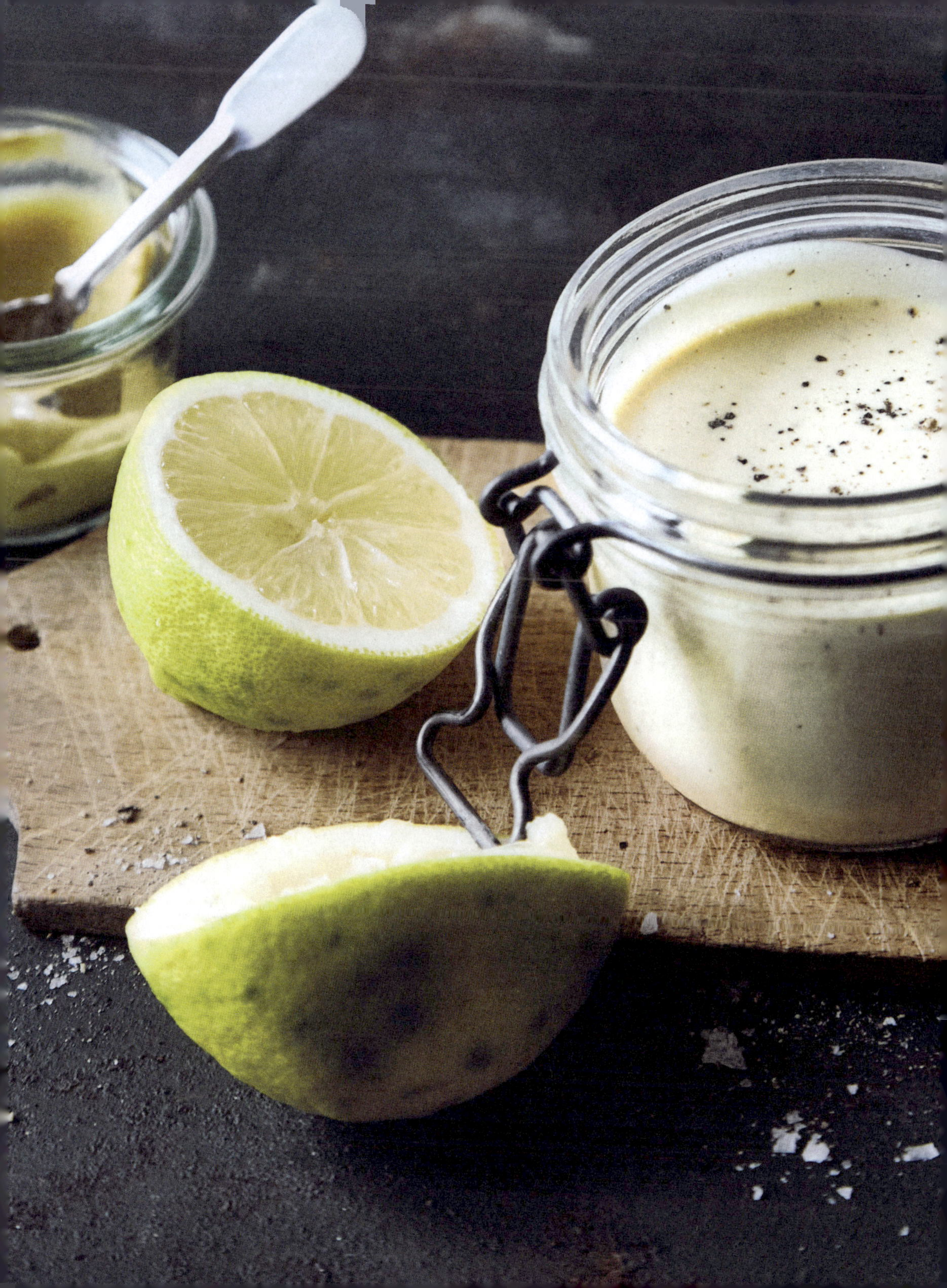

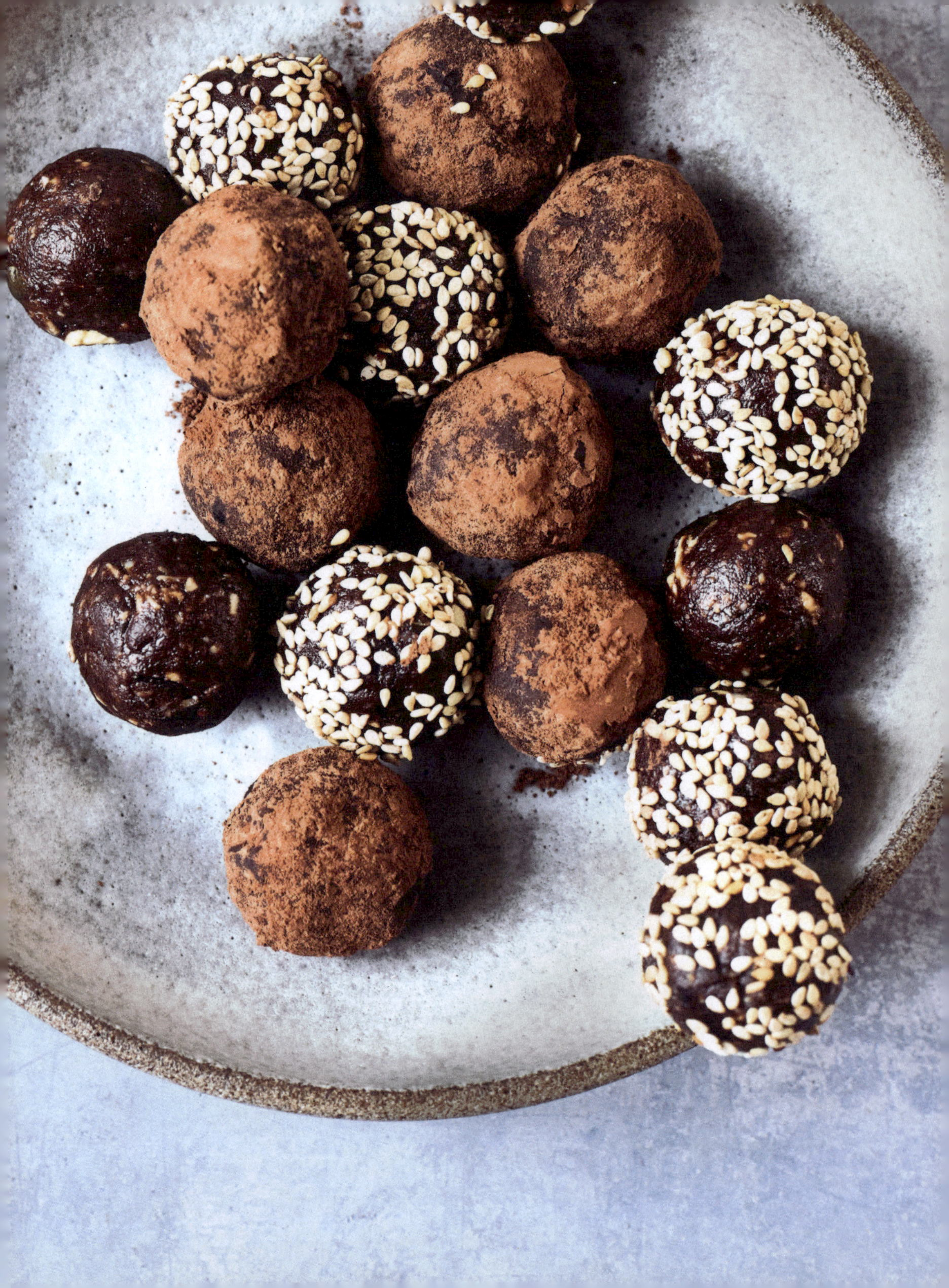

ENERGIEBÄLLCHEN

1 Datteln grob hacken und zusammen mit den Cranberrys im Blitzhacker fein zerkleinern. Eventuell die Masse mit einem Schaber zwischendurch vom Gefäßrand lösen.

2 Nüsse und Samen mittelfein hacken, es sollten kleine Stückchen sichtbar bleiben.

3 Nüsse und Trockenfrüchte in einer Schüssel mit Kakao und Zimt verrühren. Drei Viertel des Walnussmuses unterrühren, danach den Rest nach Bedarf. Es sollte eine sehr feste Masse entstehen.

4 Mit den Händen kleine Bällchen formen und eventuell in Sesamsaat oder Kakao wälzen. Kühl aufbewahren.

Hinweis: Prima als Reiseproviant oder zu einer Tasse Tee oder Kaffee. Wer mag, experimentiert mit Kardamom, Koriander oder Tonkabohne für ein exotisches Aroma.

ZUTATEN FÜR 30 STÜCK

- **80 g getrocknete Datteln**
- **50 g getrocknete Cranberrys**
- **150 g ungesalzene Nüsse und Samen nach Geschmack (z. B. Erdnüsse, Cashew- und Sonnenblumenkerne)**
- **2 EL Kakao**
- **1 TL Zimt**
- **80 g Walnussmus (oder anderes Nussmus, z. B. Mandel- oder Cashewmus)**
- **optional Sesamsaat oder Kakao**

Pro Stück: 62 kcal, 2 g E, 3 g F, 4 g KH, 1 g BST, 10 mg Kalzium
15 Minuten Zubereitungszeit

VOLLKORN-SAATENBROT

ZUTATEN FÜR 20 SCHEIBEN

- **500 g Weizen- oder Dinkelvollkornmehl**
- **100 g feine Haferflocken**
- **100 g Kürbiskerne**
- **75 g Sonnenblumenkerne**
- **75 g Leinsamen, geschrotet**
- **2 Päckchen Trockenhefe (à 7 g)**
- **1 TL Zucker (ersatzweise Honig oder Agavensirup)**
- **2 TL Salz**
- **500 ml lauwarmes Wasser**
- **2 EL heller Essig**
- **50 g Vollmilchjoghurt**
- **Öl für die Form**
- **30–40 g Sesamsaat**

1 Mehl mit Haferflocken, Kürbiskernen, Sonnenblumenkernen, Leinsamen, Hefe, Zucker und Salz in eine Schüssel geben. Wasser, Essig und Joghurt zur Mehlmischung geben. Mit den Knethaken oder in der Küchenmaschine 5 Minuten gut durchkneten.

2 Eine Kastenform (30 cm Länge) mit weicher Butter oder Öl fetten und mit Sesamsaat ausstreuen. Den Teig einfüllen und in den kalten Backofen auf die zweite Schiene von unten stellen. Backofen auf 200 °C einstellen und das Brot darin etwa 70 Minuten backen. Nach 10 Minuten mit einem scharfen Messer die Oberfläche einschneiden, damit das Brot dort aufbrechen kann.

Hinweis: Auch mit Nüssen oder als Müslibrot mit Nüssen, Saaten und Rosinen sehr gut. Eventuell nach dem Erkalten in Scheiben schneiden und einfrieren.

Pro Scheibe: 185 kcal, 8 g E, 7 g F, 20 g KH, 4 g BST, 30 mg Kalzium
20 Minuten Zubereitungszeit + 70 Minuten Backzeit

KÄSEKUCHENMUFFINS

1 Den Backofen auf 180 °C vorheizen. Mulden der Muffinform fetten und mit Mehl ausstreuen.

2 Butter, Quark, Eier, Zucker, Vanillezucker, Zitronensaft und -abrieb, Grieß, Stärke und Backpulver gründlich verquirlen.

3 Heidelbeeren verlesen, eventuell waschen und trocken tupfen und vorsichtig unterheben. Quarkmasse in die Mulden der Muffinform geben.

4 30 bis 35 Minuten auf der mittleren Schiene backen, herausnehmen und komplett abkühlen lassen, dann erst aus den Mulden lösen. Eventuell portionsweise einfrieren.

Hinweis: Zur Abwechslung schmecken die Muffins auch mit anderen Beeren, abgetropften Mandarinen aus der Dose oder in Saft eingeweichten Rosinen oder auch pur, ganz ohne fruchtige Begleitung.

ZUTATEN FÜR 12 STÜCK

- **80 g weiche Butter**
- **400 g Magerquark**
- **3 Eier (Gr. M)**
- **120 g Zucker**
- **1 Päckchen Vanillezucker**
- **Saft und Abrieb von 1 Bio-Zitrone**
- **3 EL Weizengrieß (ca. 35 g)**
- **2 EL Speisestärke (ca. 30 g)**
- **½ Päckchen Backpulver**
- **125 g Heidelbeeren**
- **Öl und Mehl für die Form**

Pro Stück: 160 kcal, 6 g E, 7 g F, 17 g KH, 1 g BST, 48 mg Kalzium
15 Minuten Zubereitungszeit + ca. 35 Minuten Backzeit

EINE KLEINE WARENKUNDE

Gemüse

Reichlich Gemüse bildet die Basis einer knochengesunden Ernährung. Grüne Gemüsesorten – besonders Kohl – enthalten den Knochenbaustein Kalzium. In gelbem Gemüse steckt Beta-Carotin, das das Knochenwachstum unterstützen kann. Fünf Portionen Obst und Gemüse müssten laut Deutscher Gesellschaft für Ernährung (DGE) täglich auf den Tisch kommen. Eine Portionsgröße beträgt jeweils 110 Gramm, was ungefähr einer Handvoll entspricht. Achten Sie darauf, dass etwa der halbe Teller pro Mahlzeit aus unterschiedlichen Sorten Gemüse besteht. Wer genug buntes Gemüse, Obst und Getreide isst, ist mit den meisten Vitaminen und Mineralstoffen gut versorgt. Am besten ist frisches Gemüse, aber auch fermentiertes wie Sauerkraut oder Salzgurken tut den Knochen gut. Denn während der Fermentation bilden Bakterien Menachinon (Vitamin K2), das für den Knochenstoffwechsel wichtig ist.

Eisbergsalat. Eisbergsalat hat weniger Vitamine als Kopfsalat, dafür mit 1,8 Prozent aber die meisten Ballaststoffe aller Salate.

Fenchel. Fenchel mit seinem süßlichen, anisartigen Geschmack kommt sowohl roh als auch gedünstet oder in Gemüsesuppen auf den Teller. Er ist unter anderem für seine krampflösende und entzündungshemmende Wirkung bekannt und liefert außerdem reichlich Vitamin C. Fenchel enthält aber auch Kalzium und leistet damit einen Beitrag zu einer knochengesunden Ernährung.

Hülsenfrüchte. Erbsen, Linsen, Bohnen, Kichererbsen und Co sind gesunde Sattmacher. Sie sind reich an Ballaststoffen und liefern zudem wertvolle Mikronährstoffe wie Eisen, über das der Körper Hämoglobin bildet. Dadurch kann Sauerstoff zum Knochen transportiert werden, den er zur Regeneration braucht. In Hülsenfrüchten stecken auch Magnesium, ein Bestandteil der Knochenmatrix, und viele Aminosäuren wie beispielsweise Leucin, das nach dem Training beim Muskelaufbau hilft. Die DGE empfiehlt, mindestens eine Portion Hülsenfrüchte pro Woche zu essen, zum Beispiel 125 Gramm Kichererbsen aus der Dose. Hülsenfrüchte können Ihnen auch helfen, gesund ein paar Pfund zuzulegen.

Kartoffeln. Laut Kartoffelbilanz 2023/24 (ja, die gibt es wirklich) der Bundesanstalt für Landwirtschaft und Ernährung liegt unser Pro-Kopf-Verbrauch von Kartoffelerzeugnissen bei über 25 Kilogramm im Jahr. An Gemüse toppt das nur die Tomate, wobei die stärkehaltige Kartoffel eher als Lieferant für komplexe Kohlenhydrate von Bedeutung ist, die Ihnen lang anhaltende Energie liefern. Die beliebte Knolle enthält außerdem auch Kalium und Vitamin C. Wegen der hohen Energiedichte sind Kartoffeln ein gutes Nahrungsmittel, um gesund zuzunehmen.

Kohlgemüse. Kohlsorten wie zum Beispiel Weißkohl, Wirsing oder Spitzkohl sind bei Osteoporose sehr empfehlenswert, denn sie sind reich an Kalzium, Kalium und Eisen. Wer seinen Kohl schonend dünstet, profitiert zudem vom hohen Vitamin-C-Gehalt und den entzündungshemmenden Senfölen. Grünkohl gehört mit über 150 Milligramm auf 100 Gramm zu den besten pflanzlichen Kalziumlieferanten. Brokkoli ist ebenfalls ein wahres Superfood mit hohen Mengen an Vitamin C, K, Folsäure und Ballaststoffen. In Brokkoli stecken knapp 50 Milligramm Kalzium auf 100 Gramm. Um wertvolle Nährstoffe zu erhalten, probieren Sie Brokkoli doch einmal als Rohkost-Snack mit ein wenig Erdnussbutter. Auch Rosenkohl liefert den Knochen Kalzium und Vitamin K. Hier gilt: Je kleiner und grüner die Knospen sind, desto feiner, nussiger schmecken sie.

Lauch. Lauch, auch Porree genannt, stammt ursprünglich aus dem westlichen Mittelmeerraum. Trotz seiner warmen Herkunft ist Lauch ein winterhartes Gemüse mit viel Vitamin C und lässt sich sogar noch im Januar ernten. Lauch enthält unter anderem die Mineralstoffe Eisen und Magnesium. Eisen ist wichtig für die Bildung roter Blutkörperchen, die unsere Knochen mit Sauerstoff versorgen. Magnesium ist Bestandteil der Knochenmatrix.

Mangold. Mangold kann zum Erhalt der Knochen beitragen, da er reich an Kalzium ist, welche für den Aufbau und die Mineralisierung der Knochen wichtig sind. Allerdings enthält Mangold auch Oxalsäure, die die Aufnahme von Kalzium im Körper verringern kann, indem sich im Darm unlösliche Komplexe bilden, die wieder ausgeschieden werden. Wer seinen Mangold kocht und das Wasser abkippt, kann den Anteil an Oxalsäure aber reduzieren.

Paprikas. Besonders rote und gelbe Paprika enthält enorm viel Vitamin C, das bei der Knochenheilung und vor allem Kollagenbildung eine Rolle spielt und mit für die Festigkeit der Knochen verantwortlich ist.

Rucola. Rucola enthält den Knochenbaustein Kalzium, und genau wie in vielen anderem grünen Blattgemüsen stecken auch in Rucola Mangan, das den Knochenaufbau unterstützt, sowie Provitamin A und Vitamin E. Hinzu kommt, dass Rucola auch etwas

Magnesium enthält, das dazu beiträgt, Kalzium in den Knochen einzulagern.

Spargel. Spargel enthält die Aminosäure Asparaginsäure, die entwässert und so die Nierentätigkeit anregt. Darüber hinaus liefert Spargel die Vitamine A, C und E sowie verschiedene B-Vitamine. In allen Sorten stecken auch Kalzium, Kalium, Magnesium und Eisen.

Spinat. In rohem Spinat steckt hitzesensibles Vitamin C, das wichtig für die Knochenheilung ist, aber auch Oxalsäure. Blanchiert profitieren Sie daher mehr vom reichlich enthaltenen Kalzium (99 mg pro 100 g). Außerdem stecken in Spinat Beta-Carotin, Eisen und Folsäure – alle tragen zu gesunden Knochen bei.

Süßkartoffeln. Die süßlich schmeckende Wurzelknolle ist entgegen ihrem Namen nicht mit der Kartoffel verwandt. Im Vergleich zur Kartoffel hat sie einen höheren Gehalt an Kohlenhydraten und Zucker, aber auch mehr Ballaststoffe. Ihre leuchtend orangerote Farbe bekommt die Süßkartoffel durch einen hohen Gehalt an Beta-Carotin. Der Stoff wird im Körper zu Vitamin A umgewandelt, das wichtig für die Knochen ist, da es bei Zellwachstum und Zellteilung hilft. Allerdings enthalten Süßkartoffeln auch Oxalsäure, die die Kalziumaufnahme im Körper stören kann. Geschälte, in viel Wasser gekochte Süßkartoffeln haben weniger Oxalsäure als rohe.

Tomaten. Tomaten sind der Deutschen liebstes Gemüse. Das ist auch gut so, denn die Inhaltsstoffe der Tomate leisten einen wichtigen Beitrag zur Prävention vieler Erkrankungen. Lycopin, Beta-Carotin, Vitamin E und C wirken gemeinsam unter anderem antientzündlich. Lycopin ist ein Antioxidans, das die Körperzellen vor Schäden durch freie Radikale schützt, was den Knochenabbau verlangsamen kann.

Obst

Obst ist gut für uns, denn es ist reich an Ballaststoffen, sekundären Pflanzenstoffen, Vitaminen und Mineralien. Besonders der Verzehr Vitamin-C-reicher Zitrusfrüchte und Beeren kann helfen, die Kalziumaufnahme zu unterstützen. Erdbeeren, Datteln und Feigen enthalten sogar selbst Kalzium, und in gelbem Obst steckt Beta-Carotin. Allerdings enthält Obst meist auch einiges an Zucker. Ein über den Tag häufig erhöhter Blutzuckerspiegel steigert das Risiko für Herz-Kreislauf-Erkrankungen. Wer seine Fruchtsnacks auf zwei Portionen am Tag verteilt und nicht ständig zwischendurch Süßes nascht, bleibt auf der sicheren Seite.

Bananen. Bananen enthalten den wichtigen Mineralstoff Kalium – eine ausreichende Zufuhr kann die Kalziumausscheidung reduzieren. In unreifen Bananen steckt weniger Zucker und mehr resistente Stärke, wodurch der Blutzuckerspiegel langsamer steigt. In einem älteren Test von

Energieriegeln verglichen wir die Ergebnisse mit dem Nährstoffgehalt einer Banane, und siehe da: Mit dem Obstsnack kommen Sie genauso weit. Besonders beim Sport enthält eine Banane die optimale Zusammensetzung aus jeder Menge Kohlenhydrate und Mineralstoffe.

Beeren. Beeren enthalten etwa 45 Milligramm Kalzium pro 100 Gramm. Heidelbeeren sind kleine Vitamin-C-Bomben, bereits 100 Gramm decken ein Viertel des Tagesbedarfs ab. Zudem enthalten sie – wie auch Brombeeren – das Spurenelement Mangan, das ein wichtiger Bestandteil von Enzymen ist, die am Knochenaufbau beteiligt sind. In Himbeeren, Johannisbeeren und Erdbeeren steckt Magnesium, das unter anderem dabei hilft, Kalzium in den Knochen einzubauen. Auch Erdbeeren enthalten sehr viel Vitamin C und Kalium. Für unseren Pestizid-Check von Erdbeeren im Juni 2025 haben wir frische Früchte aus Spanien, Griechenland, Italien und Deutschland eingekauft und im Labor auf rund 900 Pestizide geprüft. Das köstliche Ergebnis: Wir konnten allenfalls sehr geringe bis geringe Pestizidgehalte feststellen, weit unter den gesetzlichen Grenzwerten.

Feigen. Feigen sind ebenfalls kalziumreiche Früchte (ca. 160 mg pro 100 g) und können so zu einer knochengesunden Ernährung beitragen. Das enthaltene Magnesium hilft bei der Kalziumaufnahme und ist ebenso für die Mineralisierung der Knochen wichtig.

Zitrusfrüchte. Der hohe Vitamin-C-Gehalt von Zitrusfrüchten macht sie zu einem beliebten Obst bei Osteoporose. Besonders viel davon steckt in Grapefruit, die enthält aber auch den Bitterstoff Naringin. Die Abbauprodukte von Naringin können mit verschiedenen Medikamenten, beispielsweise Blutdruckmitteln oder Antidepressiva, wechselwirken. Fragen Sie Ihre Ärztin oder Ihren Arzt bei Medikamenteneinnahme danach, bevor Sie naringinhaltige Zitrusfrüchte essen.

Fette und Öle

Fette sind wichtige Energielieferanten und Energiespeicher. Sie sind außerdem unerlässlich für die Aufnahme bestimmter Vitamine – unter anderem auch Vitamin D, das den Knochenstoffwechsel reguliert. Bei Fettsäuren gilt die richtige Auswahl, denn ungesättigte gelten als gesünder als gesättigte. Laut DGE lässt sich durch den Austausch von gesättigten durch mehrfach ungesättigte Fettsäuren das Risiko für Stoffwechselstörungen senken. Allerdings sind auch nicht alle gesättigten Fettsäuren per se zu verteufeln – in kleineren Mengen sind sie in Ordnung. Pflanzenöle enthalten Vitamin E, das am Knochenstoffwechsel beteiligt ist. Osteoporose-Patientinnen greifen daher beim Öl zu Lein-, Raps-, Oliven-, Hanf- oder Walnussöl. Ungesättigte Omega-3-Fettsäuren sind wichtig für uns, da sie sich positiv auf entzündliche Prozesse im Körper auswirken können. Da der Körper sie nicht selbst bildet, müssen wir sie mit der Nahrung aufnehmen. Aktuelle Studien weisen darauf hin, dass Menschen, die viele Omega-3-Fettsäuren zu sich nehmen, ein geringeres Risiko haben, an Osteoporose zu erkranken. Die besonders gesunden Omega-3-Fettsäuren Eicosapentaensäure (EPA) und Docosahexaensäure (DHA) kommen vorrangig in fetten Fischarten wie Hering, Lachs, Makrele und Sardine vor, eine pflanzliche Quelle ist Algenöl. Aber auch ein Teelöffel Leinöl oder ein bis zwei Esslöffel Rapsöl decken den Tagesbedarf an Omega-3-Fettsäuren. Sie enthalten Alpha-Linolensäure, die im Körper in Teilen zu EPA und DHA umgewandelt wird. Besonders schädlich sind Transfettsäuren, denn sie stören den Stoffwechsel. Transfettsäuren stecken oft in Fertigprodukten und Fast Food wie Tiefkühlpizza, Pommes oder Chips zum Beispiel hinter der Bezeichnung „enthält gehärtete Fette".

Butter. Obwohl Butter zu den Milchprodukten gehört, enthält sie nur geringe Mengen des Knochenbausteins Kalzium. In typischer Butter stecken zum Großteil gesättigte Fette und in Anteilen auch Transfettsäuren. Eine tendenziell bessere Fettsäurenverteilung enthielten die Bio-Marken in unserem Test vom Dezember 2023. Das liegt an der Gras- und Heufütterung.

Olivenöl. Da es reichlich Ölsäure enthält, ist Olivenöl sehr gesund. Zudem machen große Mengen an Antioxidantien wie Polyphenole und Vitamin E das Öl besonders empfehlenswert. Sie bewahren unter anderem die knochenschützenden Zellen vor Schäden durch freie Radikale. Nebenbei zeigen unsere Tests, dass Olivenöl die größte Geschmacksvielfalt unter den Speiseölen bietet, nicht umsonst ist das flüssige Gold aus der mediterranen Küche so beliebt. Ein gutes Olivenöl schmeckt gleichzeitig fruchtig, bitter und scharf in ausgewogener Harmonie. Qualität und Preis von Olivenöl können von Saison zu Saison schwanken. So fielen beispielsweise die Olivenölernten 2022/23 und 2023/24 im Mittelmeerraum mau aus. Dementsprechend schnitten im Test vom April 2024 nur 4 von 23 Produkten gut ab. Besser sah es im Test vom Februar 2025 aus. Hier wurden 7 von 25 Ölen als gut bewertet. Vorne lag bei Letzterem Rewe Beste Wahl Italienisches Natives Olivenöl Extra.

Rapsöl. Vergleicht man Rapsöl, Sonnenblumenöl und Olivenöl, so hat Rapsöl das beste Fettsäuremuster. Es ist reich an Ölsäure, und Rapsöl ist geschmacksneutral, vielseitig und schneidet bei Omega-3 immer noch gut ab, gerade bezüglich Preis-Leistung. Omega-3 brauchen wir für viele Stoffwechselfunktionen. Da Linolsäure die Vorteile von Alpha-Linolensäure schmälern kann, sollte das Verhältnis nicht über 5:1 liegen. Mit einem Verhältnis von 2:1 ist Rapsöl optimal aufgestellt. Bei Sonnenblumen- und Olivenöl ist das Verhältnis jeweils deutlich höher. Darüber hinaus liefert

Rapsöl Vitamin E und Provitamin A, die jeweils zur Knochengesundheit beitragen können.

Samen und Nüsse. Für eine gesunde Ernährung empfohlen wird pflanzliches Fett aus naturbelassenen Nüssen, Samen und Kernen. Nüsse enthalten den Knochenbaustein Kalzium, besonders viel davon findet sich in Mandeln. Hohe Mengen Vitamin E, das am Knochenstoffwechsel beteiligt ist, sind in Sonnenblumenkernen, Haselnüssen und Mandeln zu finden. Nüsse und Samen liefern außerdem Magnesium, das dabei hilft, Kalzium in die Knochen einzulagern. Zudem enthalten Mandeln, Cashews, Haselnüsse, Chiasamen, Hanfsamen, Kürbiskerne und Walnüsse reichlich pflanzliche Proteine und Ballaststoffe. Wegen ihres vollständigen Aminosäureprofils sind Hanf- und Chiasamen besonders gesund. Die DGE empfiehlt täglich eine Handvoll (25 Gramm) Nüsse oder Samen. Wenn es Ihr Ziel ist, auf gesunde Weise zuzunehmen, dürfen Sie aber gerne auch noch kräftiger zulangen.

Milchprodukte und Milchersatzprodukte

Milch sowie die meisten Milchprodukte – insbesondere Hartkäse – sind optimale Kalziumquellen und unterstützen die Knochengesundheit. Da es den pflanzlichen Alternativen wie Hafermilch teilweise fehlt, werden sie häufig mit dem Mineralstoff angereichert. Milch und Milchprodukte wie Käse liefern tierisches Eiweiß, das für unseren Körper laut aktuellem Forschungsstand als einfacher verwertbar gilt als pflanzliches Eiweiß. Eine ausgewogene Proteinzufuhr ist essenziell wichtig für das Muskelwachstum, da sie die benötigten Bausteine liefern und den Muskelaufbau unterstützen. Proteinreiche Milchprodukte sind griechischer Joghurt oder Hüttenkäse. Pflanzliche Eiweißlieferanten wie zum Beispiel Tofu enthalten zusätzliche Ballaststoffe und sekundäre Pflanzenstoffe. Milchfett besteht zu 70 Prozent aus gesättigten Fettsäuren, weshalb es in der Vergangenheit als ernährungsphysiologisch negativ bewertet wurde. Laut Bundesministerium für Ernährung weisen aber viele Studien der letzten Jahre darauf hin, dass Milchfett – anders als bisher gedacht – zu den günstigen ernährungsphysiologischen Wirkungen von Milch und Milchprodukten beiträgt. Mit Käse, Sahne oder Vollmilchjoghurt lässt sich daher ebenfalls gesund zunehmen.

Buttermilch. Buttermilch ist ein Nebenprodukt aus der Butterherstellung und enthält daher – konträr zu ihrer Bezeichnung – nur etwa 1 Prozent Fett. Denn bei der Herstellung wird die Milch in Butter und Buttermilch getrennt. Das Kalzium aus der Kuhmilch verbleibt dabei fast vollständig in der Buttermilch (ca. 110 mg auf 100 g).

Camembert. Im Gegensatz zu vielen anderen Käsesorten ist die reine Bezeichnung Camembert nicht geschützt und kann daher frei verwendet werden. Ursprünglich stammt der cremige Edelschimmelkäse aber aus Frankreich (geschützte Ursprungsbezeichnung: Camembert de Normandie). Je nach Fettgehalt enthält Camembert zwischen 400 und 600 Milligramm Kalzium pro 100 Gramm.

Emmentaler. Der Hartkäse mit den großen Löchern und dem nussigen Geschmack stammt ursprünglich aus dem Schweizer Emmental. Er hat einen sehr hohen Kalziumgehalt – etwa 1200 Milligramm auf 100 Gramm. Im Originalrezept für Schweizer Emmentaler muss der Käse mindestens vier Monate reifen, Sie erkennen ihn am gelb-roten Herkunftssiegel.

Feta. Der griechische Salzlakenkäse aus Schafsmilch gehört mit ungefähr 40 Prozent Fett in der Trockenmasse zu den fettärmeren Käsesorten. Da Schafsmilch noch mehr Kalzium enthält als Kuhmilch, ist Feta ein exzellenter Kalziumlieferant. Die Schattenseite: Feta hat etwa 3 Gramm Salz auf 100 Gramm.

Gorgonzola. Auch Gorgonzola ist eine geschützte Ursprungsbezeichnung. Der intensive Blauschimmelkäse darf nur in ausgewählten norditalienischen Gebieten des Piemont und der Lombardei hergestellt werden. Sein Kalziumgehalt liegt um die 500 Milligramm pro 100 Gramm.

Gruyère. Gruyère wird traditionell aus Rohmilch von Kühen hergestellt, die in der Region Gruyères in der Schweiz weiden. Mit knapp 1000 Milligramm Kalzium pro 100 Gramm ist der Rohmilchkäse, der auch unter dem Namen Greyerzer bekannt ist, eine kleine Kalziumbombe.

Joghurt. Griechischer Joghurt enthält fast genauso viel Protein wie Magerquark, was ihn zu einer hochwertigen Eiweißquelle für eine ausgewogene Ernährung bei Osteoporose macht. Hier ist es wichtig, genau auf die Bezeichnung zu achten: „Joghurt griechischer Art" enthält nämlich oft dieselbe Menge Eiweiß wie normaler Vollmilchjoghurt. Doch auch der ist sehr empfehlenswert, denn in ihm steckt mehr Kalzium (ca. 120 mg pro 100 g). Die Milchsäurebakterien von Joghurt tragen außerdem zum Erhalt einer gesunden Darmflora bei. Das gilt übrigens ebenso für vegane Produkte wie Kokosjoghurt, Cashewjoghurt oder Sojajoghurt, die aber meist einen viel niedrigeren Proteingehalt aufweisen als das tierische Original.

Kuhmilch. Kuhmilch enthält viel Eiweiß, Kalzium, Jod und die fettlöslichen Vitamine A und D, die beide zu einer knochengesunden Ernährung beitragen, sowie verschiedene B-Vitamine. Im Test aus März 2023 nahmen wir 28-mal frische Vollmilch unter die Lupe, fünf der sechs besten waren Bio. Davon den höchsten Kalziumgehalt hatte die Demeter nordfrische Bauernmilch von Edeka mit 136 Milligramm pro 100 Milliliter. Die Heumilchsorten im Test enthielten neben reichlich Kalzium über zweimal mehr Omega-3-Fettsäuren als die konventionelle Vollmilch. Unter den sehr guten war die Bio frische Heumilch der Gläsernen Molkerei. Ähnliches gilt auch für andere Milchprodukte aus Heumilch wie zum Beispiel Heumilchkäse. Weidemilch hat, sofern sie kein Biosiegel trägt, kaum eine bessere Fettsäurenverteilung als konventionelle Milch.

Parmesan und Grana Padano. Parmigiano Reggiano, der italienische Name für Parmesan, und Grana Padano sind Spezialitäten mit geschützter Ursprungsbezeichnung. Parmigiano Reggiano darf nur in Käsereien rund um die Städte Parma und Reggio nell'Emilia produziert werden – unter strengen Auflagen. Der Käse muss mindestens zwölf Monate reifen, und Zusatzstoffe sind verboten. Die Anforderungen an den Grana Padano sind zwar nicht ganz so hoch, dennoch fanden wir in einem älteren Test unter beiden Sorten gute Produkte. Gemein haben die Sorten ebenfalls ihren sehr hohen Kalziumgehalt, was Parmesan und Grana Padano zu einem empfehlenswerten Lebensmittel bei Osteoporose macht. Bereits eine 30-Gramm-Portion enthält rund 350 Milligramm des für die Knochengesundheit essenziellen Mineralstoffes.

Pflanzenmilch. Hafermilch enthält mehr ungesättigte Fettsäuren als Kuhmilch und liefert Ballaststoffe. Kalzium und Vitamine enthält Haferdrink nur in relevanten Mengen, wenn sie zugesetzt werden. Die Qualität der Drinks im Test (Juni 2020) war bemerkenswert. Von 18 Produkten schnitten 14 gut und 4 befriedigend ab. Mittlerweile gibt es Milchersatz auch zum Selbstanrühren. In unserem Vergleich im August 2024 konnten alle getesteten Pülverchen geschmacklich mit herkömmlichen Haferdrinks mithalten. Das Bio-Pulver des Anbieters Natura hatte eine leicht fruchtige Note, ist aber auf den Liter gerechnet recht teuer. Weniger als die Hälfte kostet das Haferdrink-Pulver von Ruf – es schmeckte recht intensiv nach Hafer. Sojadrinks sind ähnlich eiweißreich wie Kuhmilch und enthalten von Natur aus etwas Kalzium. In unserem Sojamilch-Test von 2018 waren allerdings mehrere Produkte mit Nickel oder Chlorat belastet. Mandelmilch schmeckt meist süßlich und mild-nussig nach Mandeln. Sie liefert mehr Fett als andere Pflanzendrinks, aber dafür wenig Eiweiß. Reisdrink ist sehr süß im Geschmack, da bei der Herstellung Zucker entsteht. Er eignet sich daher gut, um Süßspeisen zuzubereiten.

Quark. Quark ist reich an hochwertigem Eiweiß, das den Muskelaufbau unterstützt und lange satt macht. Mit 90 Milligramm Kalzium pro 100 Gramm enthält er zwar weniger als Joghurt, trägt aber dennoch zu einer knochengesunden Ernährung bei. Zudem enthält Quark von Natur aus wenig Salz.

Schlagsahne. Sahne aus Kuhmilch hat mindestens 30 Prozent Fett und enthält Kalzium, vegane Alternativen bringen 9,4 bis 29,6 Prozent Fett und wenig bis gar kein Kalzium mit. In den veganen Produkten stammt das Fett häufig aus Kokos- und Palmfett in ungehärteter und gehärteter Form. Gehärtete Pflanzenfette bestehen ausschließlich aus gesättigten Fettsäuren und sollten maßvoll konsumiert werden. Beste in unserem Schlagsahne-Test von Juli 2025 war die Schwarzwaldmilch Schlagsahne aus frischer Weidemilch (78 mg Kalzium pro 100 g). Die einzige Gute unter den veganen war Kauflands Take it veggie vegane Schlagcreme (16 mg Kalzium pro 100 g).

Skyr. Fast dreimal so viel Eiweiß wie Joghurt und ähnlich viel Kalzium. Mit seinen 0,2 Prozent Fett ist Skyr ideal für Figurbewusste – zunehmen lässt sich damit schwer. Um ein Kilo des Milchprodukts herzustellen, versetzen die Isländer 4 Liter Milch mit Bakterien und Lab. Das Milcheiweiß flockt aus, die Molke rinnt ab, eine kompakte, säuerliche Masse bleibt übrig. Sie kann luftig aufgeschlagen werden und bietet ähnlich viel Kalzium wie Joghurt.

Tempeh. Tempeh ist der indonesische Bruder des Tofu. Das Ferment enthält viel wertvolles Vitamin K2, das wichtig für den Knochenstoffwechsel ist, und wird aus ganzen Sojabohnen hergestellt, die mit Schimmelpilzkulturen geimpft werden. Tempeh liefert viel wertvolles Eiweiß und schmeckt zum Beispiel gut in rotem Curry mit Reisnudeln oder scharf angebraten in Sommerrollen.

Tofu. Gewonnen wird Tofu aus Sojamilch, der Herstellungsprozess ähnelt dem von Quark. Besonders fester Räuchertofu enthält viel pflanzliches Eiweiß. Tofu enthält auch Kalzium, jedoch schwankt der Anteil je nach Herstellungsverfahren. Im Oktober 2021 haben wir 15 gekühlte Bio-Tofus getestet. Sowohl Naturtofu als auch Räucher- und Seidentofu – für vegane Süßspeisen geeignet – erzielten überwiegend gute Testergebnisse.

Brot, Getreide und Vollkornprodukte

Im Vergleich zu Weißmehl, das nur aus dem Inneren des Korns gewonnen wird, werden für Vollkornprodukte alle Bestandteile des Korns gemahlen. Sie eignen sich gut, um gesund zuzunehmen. Denn sie liefern dem Körper keine leeren, sondern nährstoffreiche Kalorien mit mehr Ballaststoffen, Vitaminen, Magnesium und Spurenelementen wie Kupfer und Mangan. Letzteres ist am Auf- und Abbau von Kohlenhydraten, Fetten und Eiweiß beteiligt. Wir brauchen es außerdem, um das Strukturprotein Kollagen herzustellen, das den Knochen gleichzeitig biegsam und fest macht. Es steckt in Vollkornprodukten wie Weizenkeimen und Haferflocken. Vollkorngetreide sind zudem gute Zinklieferanten, über Weizen- und Roggenkeimlinge kann man dieses Spurenelement etwas besser aufnehmen. Achtung: Die Farbe von Brot sagt nichts über seinen Vollkorngehalt aus. Weizen- und Roggenvollkornbrot bestehen aus mindestens 90 Prozent Vollkorn. Mehrkornbrot enthält zwar mindestens drei verschiedene Getreidearten, diese müssen aber nicht Vollkorn sein.

Dinkelbrot. Dinkel ist eine alte Getreidesorte, die reich an Ballaststoffen, Proteinen und Mikronährstoffen ist. Dinkelbrot hat oft einen höheren Nährstoffgehalt als Weizenbrot und ist für viele leichter verdaulich.

Hafer. Hafer enthält Mangan und viel Zink, das vor Infektionen schützt und für das Zellwachstum unentbehrlich ist. Daher ist es auch für den Knochenaufbau relevant. Haferflocken bestehen aus dem vollständig gequetschten Korn, sind also ein Vollkornprodukt. Haferkleie wird nur aus den besonders nährstoffreichen Komponenten Keimling und Schale hergestellt. Mit Haferflocken oder Hafermehl lässt sich auch gut Brot backen, das reich an Ballaststoffen, Vitaminen und Mineralstoffen ist.

Roggenbrot. Roggenbrot enthält mehr Ballaststoffe als Weißbrot und hat einen niedrigeren glykämischen Index. Es ist oft bekömmlicher für Menschen, die empfindlich auf Weizen reagieren.

Fisch, Fleisch, Eier

In Fisch, Fleisch und Eiern steckt wertvolles tierisches Eiweiß, das unser Körper sehr gut verstoffwechseln kann. Fisch, Fleisch, Geflügel und Eier sind prima für den Muskelaufbau geeignet, weil das Protein eine hohe biologische Wertigkeit hat. Fleisch und Eier enthalten für den Knochenstoffwechsel wichtiges Vitamin K. Fetter Fisch, Eier und Leber sind Quellen für Vitamin D. Besonders viel Vitamin B12 bekommen Sie aus Lachs, Miesmuscheln, Kalbsleber und Rindfleisch. Ein Vitamin-B12-Mangel wird mit einem erhöhten Risiko für Osteoporose in Verbindung gebracht. Allerdings gilt besonders rotes Fleisch als ungesund und wurde von der Weltgesundheitsorganisation (WHO) in größeren Mengen als wahrscheinlich krebserregend eingestuft. Verarbeitetes Fleisch wie Salami, Schinken oder Würstchen wurde sogar als krebserregend eingestuft. Davon abgesehen enthalten verarbeitete Produkte Stabilisatoren, darunter meist Phosphate. Diese sollten wir nicht in zu großen Mengen zu uns nehmen, da sie dann den Knochen schaden können. Mageres Fleisch wie Geflügel gilt als deutlich gesünder. Wildfleisch wie Reh oder Hirsch ist fettarm, reich an Eisen und frei von Hormonen oder Antibiotika aus intensiver Tierhaltung. Generell sind Fleischsorten aus artgerechter Haltung gesünder, da sie weniger gesättigte Fettsäuren enthalten und nährstoffreicher sind. Laut DGE sollten Sie nicht mehr als 300 Gramm Fleisch und Wurst pro Woche essen.

Fisch. Fette Fischsorten wie Lachs, Aal, Hering und Makrele gehören zu den Lebensmitteln mit dem höchsten Vitamin-D-Gehalt überhaupt. 100 Gramm Lachs enthalten ungefähr 16 Mikrogramm Vitamin D, der Hering sogar 25 Mikrogramm, und Aale kommen auf etwa 13 Mikrogramm. Wegen des großen Anteils an Omega-3-Fettsäuren kann der regelmäßige Verzehr von Fisch mit hohem Fettanteil das Risiko für Herzinfarkt und Fettstoffwechselstörungen mindern. Aktuelle Studien weisen außerdem darauf hin, dass Menschen, die viele Omega-3-Fettsäuren zu sich nehmen, auch ein geringeres Risiko für Osteoporose haben. Die DGE empfiehlt ein bis zwei Fischmahlzeiten – davon 70 Gramm fettreicher Fisch – die Woche. Wer gesund ein paar Kilo zunehmen möchte, darf gerne auch mehr fettigen Fisch verzehren. Im Jahr 2021 haben wir verschiedene Lachsfilet-Produkte aus dem Supermarkt unter die Lupe genommen. Geschmacklich konnte der Wildlachs nicht mit dem Zuchtlachs aus dem Kühlregal mithalten. Durch die gezielte Fütterung und weniger Bewegung liegt der Fettgehalt von Zuchtlachs um die 20 Gramm auf 100 Gramm. Wildlachs hingegen besitzt kaum Fetteinlagerungen, dafür aber mehr Vitamin D. Der beste Räucherlachs aus der Zucht in unserem Test von Januar 2025 war der Bio-verde Nord Atlantik Lachs aus Irland. Nur knapp dahinter landete der vielfach günstigere Almare Seafood Norwegischer Räucherlachs von Aldi. Der einzige gute Wildlachs im Test war der Kodiak Wildlachs der Marke Friedrichs.

Geflügel. Neben vielen hochwertigen Proteinen punkten Hähnchen- und Putenbrustfilet mit B-Vitaminen und damit, dass sie fettarm sind. Mageres Geflügel zählt daher zu den gesündesten Fleischsorten. Das gilt aber nicht für verarbeitete Produkte. Unser Test von Geflügelwurst im Oktober 2023 zeigte, dass die Produkte viel zu viel Salz enthalten. Ganz oben mit dabei die Bio Geflügel Lyoner von Wittmann mit fast 3 Gramm Salz pro 100 Gramm. Schon mit einer 40-Gramm-Portion der salzigen Scheiben nimmt eine erwachsene Person 19 Prozent der empfohlenen Tagesmenge auf.

Hühnereier. Natürlich liefern auch Hühnereier vollwertiges Eiweiß. Dabei stecken im Eidotter tatsächlich mehr Proteine als im Weißen vom Ei. Hühnereier liefern ganze 22 Mikrogramm Vitamin D auf 100 Gramm, was sie zu einer hervorragenden Quelle für das Sonnenvitamin macht. Allerdings gehen auch bei Eiern die Empfehlungen und unsere Essgewohnheiten stark auseinander. 236 Eier essen wir im Durchschnitt pro Jahr, die DGE empfiehlt aber nur 52, also eins pro Woche, allerdings nicht allein aus gesundheitlichen, sondern auch aus Nachhaltigkeitsgründen. Generell sind Eier gesund. Sie enthalten tatsächlich alle essenziellen Nährstoffe außer Vitamin C.

Meeresfrüchte. Meeresfrüchte enthalten gesunde Fettsäuren sowie das Spurenelement Mangan. Letzteres fungiert unter anderem als Baustein für die Knochen. Besonders viel Mangan steckt in Austern. Miesmuscheln liefern viel Vitamin B12, dessen Mangel mit einem erhöhten Risiko für Osteoporose in Zusammenhang gebracht wird.

Rotes Fleisch. Experten der Weltgesundheitsorganisation stufen rotes Fleisch (Muskelfleisch von Rind, Schwein, Schaf, Pferd oder Ziege) in größeren Mengen als wahrscheinlich krebserregend ein. Es sollte daher zusammen mit verarbeitetem Fleisch den kleinsten Teil Ihres Fleischkonsums ausmachen. Dennoch: Rindfleisch in geringen Maßen, vor allem aus artgerechter Haltung, liefert viel Eisen, Zink und Vitamin B12, die wichtig für das Immunsystem sind. Der Fettgehalt des Fleisches ist auch abhängig vom Körperteil, aus dem es stammt: Rinderhüftsteak ist deutlich magerer als Nackensteak vom Schwein. Lamm bietet mehr gesunde Omega-3-Fettsäuren als andere rote Sorten, insbesondere bei Fleisch von Weidetieren. In unserem Test von Brühwurst aus Oktober 2023 wurde mitunter sehr fettreiches Fleisch für die Mortadella, Lyoner oder Schinkenwurst verwendet. Zwei der schweinefleischbasierten Produkte kamen auf 27 Gramm Fett pro 100 Gramm. Wurst zählt zu den hoch verarbeiteten Lebensmitteln und ist daher generell nicht gesund.

Getränke

Jeder weiß, dass viel trinken wichtig ist. Flüssigkeit im Körper unterstützt nicht nur die Nierenfunktion und unseren Blutdruck. In Mineralwasser oder Milch steckt außerdem reichlich Kalzium, mit dem wir einen großen Teil unseres Tagesbedarfs des Knochenbausteins decken können. Etwa 35 Milliliter Flüssigkeit pro Gramm Körpergewicht benötigen Erwachsene täglich. Bei einer Person, die 80 Kilo wiegt, wären das knapp 3 Liter. Das müssen Sie aber nicht alles trinken. Die DGE empfiehlt Erwachsenen 1,5 Liter beziehungsweise sechs große Gläser Wasser am Tag, da wir auch über die Nahrung Flüssigkeit zu uns nehmen. Tee und Gemüsesaft können Sie ebenfalls reichlich trinken. Weniger konsumieren sollte man Getränke mit Zuckerzusatz wie Energydrinks, Limonade oder Fruchtnektar.

Alkoholische Getränke. Bereits ein bis zwei Gläser Wein oder Flaschen Bier pro Woche bergen laut Stand der Forschung ein Risiko für Krankheiten wie Herz-Kreislauf-Leiden und Krebs. Auch hemmt Alkohol die knochenaufbauenden Zellen und aktiviert die abbauenden Zellen. Außerdem stört Alkohol die Aufnahme von Kalzium und Vitamin D. Bei Osteoporose sollte Alkohol in jeglicher Form daher so weit wie möglich vermieden werden.

Bier, alkoholfreies. In Ordnung ist alkoholfreies Bier. Um auf dieselben Kalorien zu kommen, müssen Sie davon mehr trinken, denn alkoholfreies Bier hat im Schnitt nur halb so viele Kalorien wie das Original. Am besten schmeckte unseren Testern das alkoholfreie Pilsner der Traditionsmarke Warsteiner. Jedoch sind bis zu 0,5 Prozent Restalkohol auch in alkoholfreiem Bier zulässig. Gar keine Nachweise auf Rückstände von Alkohol fanden wir im Bitburger Pils Alkoholfrei 0,0 sowie in Corona Cero. Die alkoholfreien Biere prüften wir im Juni 2024. Auch alkoholfreier Wein oder Sekt sind gute Alternativen.

Kaffee. Koffein stand lange im Verdacht, sich negativ auf den Knochenstoffwechsel auszuwirken. Mittlerweile ist jedoch nachgewiesen, dass normaler Kaffeekonsum (3 Tassen pro Tag) keinen negativen Einfluss auf den Knochenstoffwechsel hat. Kaffee enthält sogar Antioxidantien, die Ihre Knochen unterstützen. In unserem Filterkaffee-Test von November 2024 schmeckte der Eduscho Nr.1 Klassisch von Tchibo am besten. Unser Test von Kaffee-Bohnen liegt schon etwas weiter zurück, doch – ob Caffè-Crema oder Espresso – an der Qualität der Bohnen war kaum etwas auszusetzen.

Wasser. In einer Stichprobenanalyse prüften wir in 20 deutschen Städten und Gemeinden die Qualität: Keines der Trinkwässer überschritt die Grenzwerte der Trinkwasserverordnung, während Geschmack und Mineralstoffgehalt je nach Region variierten. Unser Test vom Juni 2019 ist zwar schon ein paar Jahre her – dass die Wasserwerke in Deutschland eine einwandfreie Trinkqualität gewährleisten, bestätigt aber auch ein aktuellerer Bericht von Gesundheitsministerium und Umweltbundesamt. Allerdings stecken in Leitungswasser selten sehr viele Mineralstoffe. Besonders Osteoporose-Patienten, die keine Milchprodukte konsumieren, sollten daher besser auf Mineralwässer setzen, um ihren Kalziumbedarf zu decken. Mineralwasser gibt es in Still, Medium und Classic. Es muss aus unterirdischen Wasservorkommen stammen und ist ebenfalls gut kontrolliert. In unserem aktuellen Test aus dem Sommer 2024 waren von 29 Wässern der Sorte Classic 11 sehr gut und 14 gut. Sehr gutes Wasser mit einem sehr hohen Kalziumgehalt war die Alb-Perle Classic aus der Alb-Quelle in Aspach (388 mg/l). Noch mehr Kalzium fanden wir nur im Wasser Naturpark-Quelle Spritzig. Es enthielt 517 Milligramm pro Liter und schnitt gut ab. Das Medium-Wasser aus derselben Quelle, das wir Mitte 2023 testeten, enthielt sogar noch etwas mehr Kalzium. Die empfohlenen 1,5 Liter am Tag decken also bereits über drei Viertel des Tagesbedarfs an Kalzium. Achtung: Manche Mineralwässer enthalten fast gar kein Kalzium, hier ist die richtige Produktauswahl anhand des Etikettes also sehr wichtig.

REZEPTE

A–D

E–J

K–L

M–R

S–V

W–Z

REGISTER

Die Stiftung Warentest wurde 1964 auf Beschluss des Deutschen Bundestages gegründet, um Verbraucherinnen und Verbrauchern durch vergleichende Tests von Waren und Dienstleistungen eine unabhängige und objektive Unterstützung zu bieten. Mehr zu unserem Qualitätsanspruch und viele weitere Bücher finden Sie unter www.test.de.

© 2026 Stiftung Warentest, Berlin

Stiftung Warentest
Lützowplatz 11–13, 10785 Berlin
www.test.de
email@stiftung-warentest.de
USt-IdNr.: DE136725570
Vorständin: Julia Bönisch

ISBN: 978-3-7471-1041-6

Stiftung Warentest

Programmleitung: Niclas Dewitz
Autor: Prof. Dr. med. Henning Kunter
Mitarbeit: Kristina Bergmann
Rezeptentwicklung: Astrid Büscher
Projektleitung: Assal Azodi, Veronika Schuster
Mitarbeit: Pia Voigt, Merit Niemeitz
Lektorat: Ulrike Burgi
Korrektorat: Christoph Nettersheim
Cover, Layout, Satz: Daniela Greven
Bildnachweis: Cover: Getty Images, Fotos: Yelda Yilmaz, Hamburg
Verlagsherstellung: Rita Brosius (Ltg.), Romy Alig, Susanne Beeh
Druck: Fromm + Rasch GmbH & Co. KG, Osnabrück

Alle veröffentlichten Beiträge sind urheberrechtlich geschützt. Die Reproduktion – ganz oder in Teilen – bedarf ungeachtet des Mediums der vorherigen schriftlichen Zustimmung des Verlags. Alle übrigen Rechte bleiben vorbehalten. Nutzungsvorbehalt nach § 44b UrhG: Die Stiftung Warentest behält sich eine Nutzung dieses Werks für das Text- und Data-Mining nach § 44b UrhG ausdrücklich vor. Jede Nutzung nach § 44b UrhG bedarf der vorherigen ausdrücklichen Zustimmung der Stiftung Warentest. Die Rechte aus § 60d UrhG bleiben unberührt.

Bei Fragen zur Sicherheit dieses Produkts wenden Sie sich bitte an: gpsr@stiftung-warentest.de